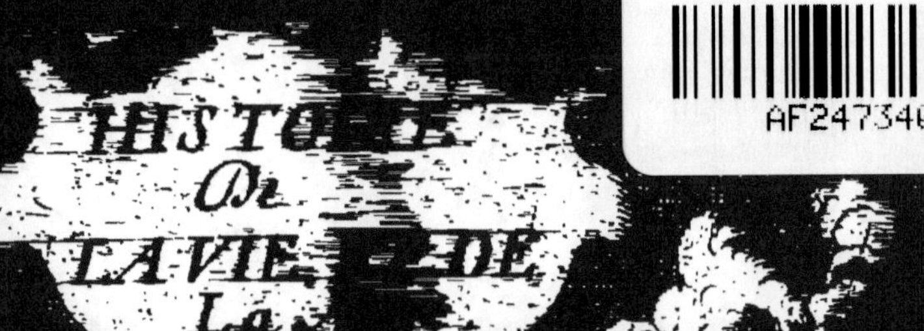

HISTOIRE
De
LA VIE ET DE
La

L'homme a beau se peiner à prolonger son age,
...qu'il fuit en vain, le talonne, et l'atteint :
comme un Flambeau, qu'on expose à l'orage,
...qui se nourrit, le consume, et l'esteint.

HISTOIRE
DE LA VIE,
ET
DE LA MORT:

OV IL EST TRAITTE' DE
la longue & courte durée de toute
forte de Corps; Des caufes de leur decadence; & des moyens d'en reparer
les defauts, autant qu'il fe peut.

COMPOSE'E PAR M^{re}.

FRANCOIS BACON,
GRAND CHANCELIER
D'ANGLETERRE,

Et fidelement traduite par I. BAVDOIN.

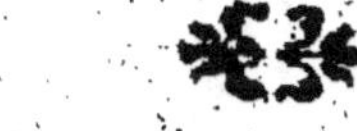

A PARIS,

Chez {
GVILLAVME LOYSON, dans
la Gallerie des Prifonniers, au nom de
IESVS. ET.
IEAN-BAPTISTE LOYSON,
dans la falle Dauphine, à la Croix d'or.
}

M. DC. XLVII.

AVEC PRIVILEGE DV ROY.

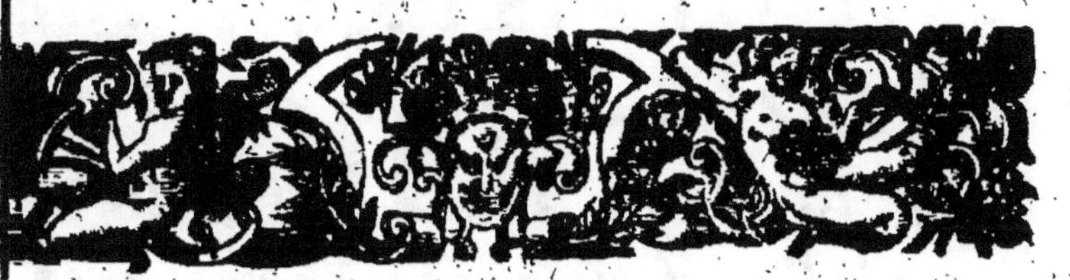

A
MONSEIGNEVR
SEGVIER,
CHANCELIER
DE FRANCE.

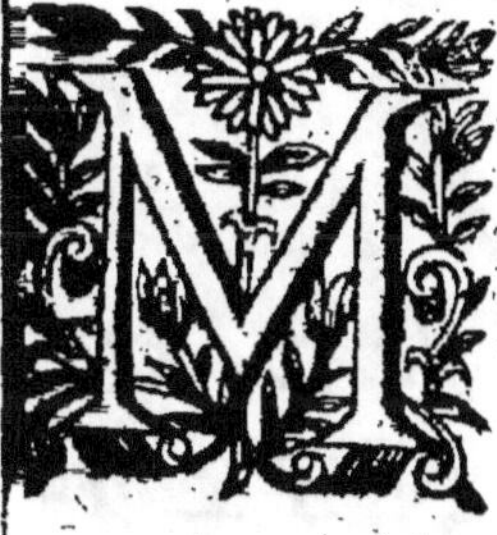ONSEIGNEVR,

I'aduoüe que i'ay mauuaise
grace d'offrir à VOSTRE
GRANDEVR cette HI-

STOIRE DE LA VIE, & de LA MORT, puis qu'elle n'enseigne rien que vous ne sçachiez des-jà, pour l'auoir appris de vos propres Meditations, plus aduantageusement que de tous les Liures des Philosophes. Ie vous la presente neantmoins, non pas tãt pour estimer digne de vostre veuë la Traduction que i'en ay faicte, qu'afin de l'authoriser par vn Nom si celebre comme est le vostre. D'ailleurs, MONSEIGNEVR, pour me persuader qu'elle ne vous desplaira pas, il me suffit d'en auoir tiré la Coppie de l'Original

EPISTRE.

*un grand CHANCE-
LIER, tel que Vous estes,
& qui, comme Vous aussi, aymoit si passionnément les belles
productions de l'Esprit, qu'il
mettoit en elles tout le plus
doux, & le plus agreable diuertissement de la Vie. Nos
Peres, MONSEIGNEVR,
ont imité celle de vos Illu-
stres Ayeux; Le Siecle où
nous sommes admire la vo-
stre; & la Posterité passera
de l'admiration au rauisse-
ment, par les grandes choses
qu'elle en apprendra dans nostre Histoire. Elle y verra,
MONSEIGNEVR,
comme Vous auez vn Char-*

ã iiii

me infaillible contre la plus
formidable de toutes les Puiſ-
ſances; Et que ce Charme n'eſt
autre que voſtre propre Vertu;
qui ne peut craindre la Mort,
puis qu'elle vous doit faire viure à iamais en la meilleure
partie de Vous-meſme. Mais
il me ſied mal de vouloir vous
entretenir de loüanges, & de
ne voir pas, que vos merites
infinis ont eſpuiſe toutes celles
que ie ſçaurois iamais donner
à VOSTRE GRAN-
DEVR. S'il eſt donc vray
MONSEIGNEVR,
comme le remarque l'Orateur
Latin, qu'il y a non ſeulement
vn certain Art, mais encore

EPISTRE.

vne certaine Eloquence à se
taire, quand noſtre Eſprit se
trouue ſterile, pour la trop
grande fertilité de la Matiere
que nous auons à traitter; Et
ſi meſme, au Iugement d'vn
Grec, le plus ingenieux des
Poëtes Lyriques, ce qu'on ne
dit pas, fait quelque fois vne
plus forte impreſſion que ce
que l'on dit; Il faut, MON-
SEIGNEVR, que l'abon-
dance exceſſiue de tant d'A-
ctions merueilleuses, dont vous
eſtes l'immortel Sujet, m'inter-
diſant la parolle, rende eloquent mon Silence, & que
mes Eſcrits publient pour

moy, que ie suis plus que personne du monde

MONSEIGNEVR,

DE VOSTRE GRANDEVR,

Le tres-humble, tres-obeïssant,
& tres-obligé seruiteur,

I. BAVDOIN.

I vous auez leu ce Liure en Latin, vous m'aduoüe-rez, Lecteur, qu'il traitte de Matieres assez difficiles, pour pouuoir estre mises en nostre Lan-gue, auec quelque sorte d'agreé-ment. Car il s'y rencontre en chas-que page, diuers termes de l'Escho-le, qu'on appelle autrement *des Mots consacrez*, qui m'ont quel-quefois embarrassé, pour n'en auoir sceu trouuer en François d'aussi ex-pressifs, ny d'aussi propres à rendre le sens de mon Autheur. Ie m'en suis acquitté neantmoins, le mieux que i'ay pû; Et l'ay fait auec vne religieuse circonspection, afin de

ne rien ofter, s'il eſtoit poſſible, de
la dignité de cet Ouurage. Pour cette meſme raiſon auſſi, dans ces
Obſeruations de Phyſique, le ſujet
deſquelles ſe peut nómer precieux,
i'ay mieux aimé que mon expreſ-
ſion, ſans eſtre rude, ne fût pas pourtant ſi raffinée, de peur qu'il ne
m'aduint comme à ces mauuais La-
pidaires, qui pour vouloir trop po-
lir vn Diament, en diminuent enſemble le poids, & le prix, Adieu.

Extraict du Priuilege du Roy.

PAr Grace & Priuilege du Roy, il est permis à IEAN BAVDOIN de faire imprimer par tel Imprimeur ou Libraire qu'il aduisera bon estre, *Toutes les Oeuures de* FRANÇOIS BACON, *Chancelier d'Angleterre*, de la traduction dudit BAVDOIN; & ce durant l'espace de dix ans, à commencer du iour que chaque Volume sera acheué d'imprimer pour la premiere fois; Auecque deffences à tous Libraires, Imprimeurs, ou autres que ceux qui auront droict de luy, d'imprimer, ou faire imprimer aucuns traictez de ce mesme Autheur, de la version dudit BAVDOIN, sur les peines portées par ledit Priuilege. Donné à Paris le treiziesme Nouembre 1640. Par le Roy en son Conseil,   Signé,   CONRART.

Ledit Sieur Baudoin a cedé à Guillaume Loyson, & Iean-Baptiste Loyson, Marchãds Libraires, son Priuilege, seulement pour cette *Histoire de la Vie, & de la Mort*, suiuant l'Accord, qu'ils en ont passé ensemble, sous leur seing priué.

Acheué d'imprimer pour la premiere fois le dix-huictiesme iour de May 1647.

TABL
DES PRINCIPAVX
SVIETS
DE CE LIVRE.

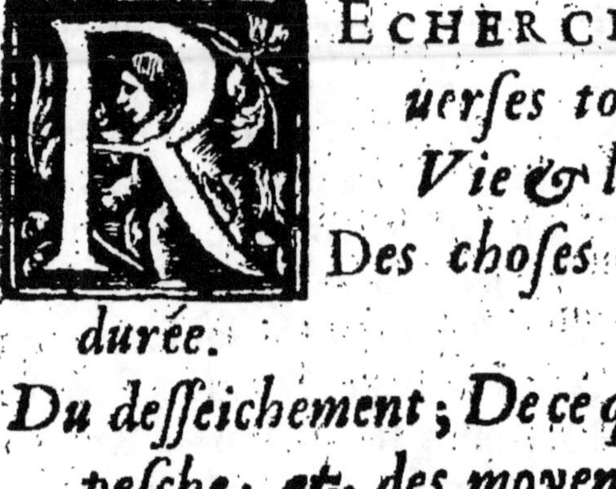

Fin de la Table.

AVX VIVANS,
ET A LA POSTERITE'.

NOVS auions dessein que dans nostre Histoi-re naturelle, celle-cy de la Vie, & de la Mort, tint le dernier lieu, entre les autres que nous auons promis de faire voir dans six mois. Mais il nous a sem-blé depuis entierement necessaire de changer cét ordre, & de la publier en suitte de la premiere. A quoy nous a particulierement obligez le merueilleux fruict qui se peut cueil-lir du temps qu'on employe à ce tra-uail, dont il n'est pas iusques aux

ẽ

moindres momens qui ne soient si
precieux, qu'il en faut tenir la perte
pour irreparable : Car nous espe-
rons, comme c'est nostre desir, qu'il en
reuiendra du bien à quantité de personnes ; & que les Medecins hors
du commun, en ayant vn peu plus de
courage, iront aussi vn peu plus a-
uant que la guerison des Malades;
& seront honnorez, non seulement
pour le besoin qu'on aura d'eux,
mais deuiendront encore Agens &
Ministres de la Toute-puissance &
de la Bonté diuine, en matiere de
conseruer la santé aux hommes, &
de leur prolonger mesme la Vie. Ce
qu'à mon aduis on doit souhaitter
d'autant plus volontiers, qu'il se
peut faire par des moyens non moins
asseurez qu'ils sont honestes & com-
modes, quoy que iusqu'icy l'on ne les

ait pas espreuuez. Et à vray dire,
bien que nous, qui sommes Chrestiens, aspirions passionnément, &
sans relasche à cette heureuse Pa-
trie, qui nous a esté promise; ce ne
sera pas neantmoins vne petite marque de la faueur de Dieu, si tandis
que nous voyageons dans le Desert
de ce Monde, ce Corps fragile, &
qui n'est qu'vne despoüille mortelle,
ne se consume si tost, & ne s'vse
que le moins qu'on pourra.

INTRODVCTION

à l'Histoire de la Vie,
& de la Mort.

L y a long-temps que l'on se plaint, & qu'on ne cesse de dire, *Que l'Art est long, & la Vie courte.* A raison dequoy il semble à propos, que nous qui nous employons à perfectionner les Arts, trauaillons aussi à rechercher les moyens de prolonger la Vie, fauorisez de celuy qui en est la source, & l'Autheur de toute Verité. Car bien que la Vie des Mortels ne soit proprement qu'vne suitte, & vn côble de pechez & de miseres continuelles, ou si vous voulez, vn moment passager, peu considerable à ceux qui aspirent à l'Eternité; si est-ce que nous qui sommes Chrestiens, ne pouuons mieux employer sa courte durée, qu'à faire des œuures charitables.

A cela nous doiuent obliger encore plus les considerations suiuantes; Que le Fauory de IESVS-CHRIST a suruescu à tous les autres Disciples; Que parmy les Peres, les bons Religieux, & les Saincts Hermites, il s'en est trouué plusieurs qui ont vescu long-temps ; Et que depuis la mort de nostre Sauueur, cette benediction dont il est parlé, si souuent dans l'ancienne Loy, est moins décheuë que toutes les autres benedictions de la terre. Or comme l'inclination est naturellement portée à tenir pour vn grand bien vne

longue Vie ; Auſſi eſt-il extremement difficile de trouuer les vrais
moyens de la prolonger. Que ſi
quelque choſe en augmente la difficulté, c'eſt la vanité de ceux qui
s'en font accroire ſur cette matiere,
& qui par leurs fauſſes opinions, la
ruynent de fonds en coble. Car d'vn
coſté c'eſt vn fondement trompeur
de la Medecine commune ce qu'elle
ſuppoſe ſans cognoiſſance, de l'humeur radicale, & de la chaleur naturelle ; Et de l'autre les grandes
promeſſes des Souffleurs, & des
Empyriques, ne font d'abord qu'a-
muſer les hommes de belles eſpe-
rances, qui les abandonnent enfin,
apres les auoir long-temps entre-
tenus.

Or ie n'entreprends pas icy de
faire des traittez exactes de diuerſes

sortes de maladies, qui procedent
de la corruption des humeurs ; ny
de la mort qui peut-estre causée par
quelque prompte suffocation , ou
par tel autre accident inopiné, qui
sont choses communement enseig-
gnées dans les Escholes de Medecine; mais seulement de cette sorte de
Mort, où nous conduit la Vieillesse,
à faute de Suc & de nourriture, &
par vne perte ineuitable de nos forces. Ce n'est pas pourtant que ie
croye estre obligé à ne rien dire
des dernieres approches de la Mort,
ny de l'extinction finale de Vie:
Car bien qu'elle procede d'vne infinité de desordres, qui sont causez,
ou du dehors, ou du dedãs ; elle fait
néatmoins ses derniers efforts presque tousiours d'vne mesme sorte;
Et c'est dequoy ie me reserue à trait-

ter en la derniere partie de ce Liure.

Que s'il estoit en nostre puissance de reparer entieremét en nos Corps le premier principe de la Vie, la durée en seroit eternelle, comme celle du feu des Vestales. Voila pourquoy les Medecins & les Philosophes s'estant aduisez que tous Animaux auoient besoin de nourriture, pour reparer la perte des esprits, & du reste des substances, qui se fait necessairement en leurs Corps (bien que toutesfois ils ne puissent subsister long-temps sans vieillir, ny sans cesser de viure) ont mis en auant que leur mort arriuoit enfin, à cause que ce qui les maintenoit en vie, ne pouuoit estre suffisamment reparé: D'où il est aduenu, qu'ils ont supposé vn degast continuel de l'Humide radical, dont le fonds ne

se peut restablir; mais qu'au contraire le remplacement qui s'en fait
durant tout le cours de la Vie, est
imparfait & defectueux. La raison
est, dautant que ce qui est rempla-
cé se trouue pire que ce qui est perdu; Et qu'enfin mesme cette reparation, quelque imparfaite qu'elle
soit, ne peut plus estre continuée.

Mais toutes ces suppositions sont
faites à plaisir, & sans fondement;
pour ce qu'il n'y a rien de ce qui est
perdu en l'Animal, durant la ieunesse, qui ne soit entierement reparé. Ie dis bien d'auantage, c'est que
pendant quelque temps, ce qu'il
acquiert surpasse ce qu'il a perdu,
non seulement en quantité, puis
qu'il deuient plus grand, mais aussi
en qualité, & en ce qu'il est meilleur, veu qu'il deuient plus vigou-

reux, & plus fort auecque l'aage.
De sorte que si les Animaux cessét
de viure, ce n'est point à faute de
Matiere, mais seulement pour ne
la pouuoir bien employer, & mettre à profit. Quand l'homme est au
declin de ses ans, ses pertes sont mal
compensées; Et s'il est assez bien restably touchant quelques-ynes de
ses parties, il faut de necessité qu'il
empire en plusieurs autres: Ce qui
fait que sur la fin de nos iours, nous
endurons ce cruel supplice, semblable en quelque façon à celuy de
Mezentius, de voir mourir ce qui
est sain & viuant en nous, dans les
embrassemens de ce qui si trouue
desia mort, & corrópu; Et qu'enfin nous cessons de posseder ce qui
peut estre reparé, pource qu'il est
ioint à ce qui est irreparable. Car

en effet au decours de noſtre aage,
ce qu'il y a dans nos Corps, d'eſprits, de ſang, de chair, & de graiſſe
eſt aſſez bien reparé, tandis que les
parties les plus ſeiches, ou les plus
maſſiues, comme ſont les Membranes, les Tuniques, les Nerfs, les Arteres, les Veines, les Os, les Cartil-
lages, la pluſpart des Entrailles, &
en vn mot preſque tous nos Membres ſolides, & plus compoſez,
qu'on appelle communement les
parties organiques & diſſimilaires,
ne ſont reparez qu'à demy, ou qu'a-
uecque beaucoup de dechet. Or
cette derniere ſorte de parties eſtát
deſtinée pour ſeruir à la conſeruation actuelle des autres; Lors qu'elles viennent à deſchoir de leurs forces, & à faire mal leurs fonctions,
tout s'en va en decadence, & rien

ne peut subsister apres leur ruyne,
puis qu'en effet leur office est de
pouruoir à leur propre entretien,
& à celuy de tout le reste. Enfin la
cause du desistement de nos forces,
& de leur reparation, vient de ce
que l'Esprit, par qui nous viuons,
est comme vn feu mouuant &
actif, qui ne cesse de nous ravager;
outre que l'Air qui nous enuironne conspire aussi à cette fin, pource
qu'il succe nostre Humidité, &
rend nos Membres arides : Doù il
s'ensuit enfin, que la Machine de nos
Corps est destruitte; & que les res-
sorts de la Vie, ne sont plus propres
à produire les Operations ausquelles ils estoient destinez. Voila en
effet le chemin qui nous conduit à
la Mort naturelle, & les causes d'où
elle procede, qu'il nous faut soi-

gneusement tascher de recognoi-
stre, pour trouuer le moyen de les
éuiter.

Cela me donne suiet de partager
tout cet Ouurage en deux parties,
ou s'il faut ainsi dire, en deux Recherches; dont la premiere sera em-
ployée à remarquer les causes de la
consomption, ou du rauage des forces, & de la Vie du Corps humain,
afin de les éuiter; Et la seconde tas-
chera de descouurir les moyens de
bien mesnager sa vigueur, & de
restablir les pertes continuelles, qui
en sont inéuitables. Pour ce qui touche nostre destructió, il faut sur tout
auoir esgard à l'esprit qui est dedás
nous, & à l'air qui nous enuironne:
Et pour ce qui appartient à nostre
subsistance & conseruation, nous
deuons nous attacher principale-

ment à defcouurir l'œconomie de
la diftribution de nos Alimens, &
tout le progrez de noftre nourriture. A quoy i'adioufte, quant à noftre degaft, qu'il nous eft prefque
commun auec tout ce qu'il y a de
Corps Sublunaires, mefme inanimez, attendu qu'il ne s'en trouue
point qui foient tout à fait deftituez
d'efprits, & que les atteintes de l'air
fe font, ou peu s'en faut, d'vne mefme forte fur les Corps informes, que
fur ceux qui font organifez, & formez auecque diuers Membres : fi ce
n'eft peut-eftre que le furplus des efprits qu'ont ceux-cy pardeffus les
autres, femble ne feruir qu'à les de-
ftruire plus promptement, foit à
force d'en faire agir les refforts auec
trop d'impetuofité, foit en fe diffi-
pant eux-mefmes par leur action

trop tenduë. Car il est tres-éuident, que la pluspart des Corps inanimez peuuent subsister long-temps, sans auoir besoin d'estre reparez; au lieu que ceux qui sont animez cessent de viure, ainsi que le feu, aussi-tost qu'ils manquent de nourriture. C'est doncques nostre intention dans cét Ouurage, de considerer le Corps humain ; premierement selon que sa condition est commune auecque les Corps inanimez, & qui ne sont point nourris; Et en second lieu, selon qu'il ne peut subsister sans nourriture. Mais en voila de reste pour vne Preface; Venons maintenant aux Recherches que nous auons à faire.

REMARQVES

PARTICVLIERES,

OV,

RECHERCHES

DIVERSES,

TOVCHANT

LA VIE, & LA MORT.

Nquerez-vous succin-
ctement, & comme en
passant, de la Nature des
Choses, qui sont ou plus
ou moins de longue Durée, en ce
qui regarde les Vegetaux, & les
Corps inanimez.

Mais soyez vn peu plus pon-

A

ctuel à rechercher, d'où vient que tels Corps, perdant leur humidité deuiennent arides ; par quels moyens on peut l'empefcher, ou les conferuer en leur eſtat ; & comment les attendrir, les amollir, & les rajeunir, apres qu'ils ont commécé vne fois à ſe deſſecher.

Cette Recherche pourtant ne doit pas eſtre tout à fait ſi exacte; dautant que ces choſes ſont comme annexées à ce qui eſt durable de ſoy ; & que ce n'eſt pas d'elles principalement qu'il faut s'enquerir icy, puis qu'elles ne ſeruent que de lumieres à la connoiſſance de ce qui peut prolonger, ou rétablir la Vie des animaux; A quoy contribuent, comme nous auons desja dit, des choſes preſque ſemblables, mais chacune à ſa mode.

Soyés soigneux de vous enquerir de la longue & courte Vie
des Animaux; Ensemble des cir-
constances requises à s'éclaircir
comme il faut de cette Matiere.

Or pource que la Durée des
Corps se considere en deux façõs;
L'vne en son *Identité* simple, l'autre en sa *Reparation*, dont la premiere n'a lieu seulement qu'aux
Corps inanimez; & la seconde
qu'aux Vegetaux, & aux Animaux; Puisque celle-cy se fait par
l'vsage conuenable des Alimens,
il faut s'enquerir de ce qui appartient à la Nourriture, & à son
Progrez; Mais il suffit que ce soit
en passant, à cause que cela regarde proprement ce qu'on appelle
Assimilation, & *Alimentation*. * Con-
üersion
en mesme substance. * Façon de nourrir.

A ij

De cette Recherche touchant
les Animaux, & leur Nourriture, il
faut passer à celle de l'Homme.
Car tant plus le sujet de s'instruire
est noble, tant plus doit-on estre
soigneux de l'examiner.

5.   Enquerez-vous de la longue &
courte durée de la Vie des Hommes, selon les âges du Monde;
les Pays, ou les Clymats differens;
& les lieux de leur Naissance &
de leur Demeure.

6.   Faites-en de mesme à l'esgard
de leur Tyge, & de leur prouigne-
ment, en vous enquerant s'ils sont
de Race à viure peu, ou long-téps;
Cóme encore, quelle est la Com-
plexion, la Constitution, l'Habitude, & la Taille de leur Corps; s'ils
sont creus ou non, suiuant les degrez ordinaires de la Nature, si

leurs Membres ont la proportion requiſe, & s'ils ſont bien ou mal faits.

Prenez garde au temps de leur Natiuité, de telle ſorte neátmoins, que ſans vous amuſer pour l'heure ny aux Poſitions du Ciel, ny aux Conjonctions des Eſtoiles, ny à telles autres Obſeruations d'Aſtrologie, vous ne vous arreſtiez qu'aux plus cõmunes & plus euidentes; Comme qui remarqueroit ſi l'Enfant eſt né le ſeptieſme, huictieſme, neufuieſme ou dixieſme mois; ſi de nuict, ou de iour, & en quel mois de l'année. **7.**

Sçachez pareillement ce que peuuét les Exercices du Corps, les Abſtinences, le bon ou mauuais Regime; & les autres choſes ſemblables, ſoit pour prolonger, ſoit **8.**

pour accourcir la Vie des Hommes. Car quant à l'air où ils viuét,
nous en traitterons cy-apres, dans
l'Article des Lieux les plus propres à leur Demeure.

9.   Enquerez-vous de leur Vie, ou
plus ou moins longue, felon leurs
emplois, & leurs deportemens ;
Ou fi vous, voulés encore, felon
les Paffions de leur Ame, & les diuers Accidens qui leur arriuent.

10.   Informez-vous feparémét quels
font les Remedes, & les Medicamens qu'on tient les plus propres
à prolonger la Vie.

11.   Tafchez de vous éclaircir des
Pronoftics & des Signes, de la
longue & courte Vie; Non pas
toutesfois de ceux qui prefagent
vne Mort prochaine; (car cette
connoiffance eft de l'Efchole des

Medecins) mais de ces autres qui par la Phyſiognomie & par de ſemblables connoiſſances font iuger ſi l'on ſe porte bien.

Ayant poſé iuſqu'icy les fonde-mens d'vne maniere d'enqueſte confuſe & ſans ordre, touchant la longueur & la brieueté de la Vie; Il me ſemble qu'à cette Recher-che il s'ẽ peut adjouter vne autre, qui ſoit faite auec Art, & meſme capable d'eſtre reduitte en pra-tique par le moyen des *Intentions*. Il y en a de trois Genres, & lors que nous viendrons à les recher-cher, nous ferons la Diuiſion des plus particulieres d'entr'elles. Quant aux trois autres, qui ſont les Generales, elles ont pour bût d'empeſcher le degaſt des Corps, de les Reparer le mieux qu'il ſe

peut, & de les renouueller, quand
ils sont vieux.

12.   Enquestez-vous donc de ce
qui peut empecher la Consomption de l'Humide en l'Homme,
& faire que son Corps ne deuienne aride, ou du moins en retarder
l'euenement.

13.   Sçachez quelles sont les choses
qui concernent generalement la
continuation & le progrez de la
Nourriture, par qui se repare le
Corps de l'Homme; afin qu'il n'y
ait rien qui ne soit bon, ny rien
de perdu, s'il est possible.

14.   Estudiez les Remedes qui peu-
uët purger les Humeurs impures,
& vieilles, pour en remettre de
nouuelles à la place; ou mesme
ceux qui ont la vertu d'amollir
& d'humecter ce qui est desjà

dur & aride.

Or pource que vous pourrez difficilement connêtre les diuers chemins qui menent à la Mort, si vous ne sçauez premierement où en est le Siege & le Domicile, que l'on peut plus proprement nommer son Antre; Soyez soigneux de vous en enquerir; non pas neantmoins de toute sorte de morts; mais seulement de celles qui ne sont pas violentes, & qui arriuent par *Priuation*, & par *Indigence*, ou si vous voulez par *Atrophie*, comme l'appellent les Grecs.

Enquerez-vous donc de ce dernier genre de Mort, & de ses Approches, qui se font naturellement, & sans violence.

Pour conclusion, estant neces-

faire de n'ignorer pas les Incidens
& les Characteres qui touchent
le dernier âge (ce qu'on ne peut
mieux sçauoir, qu'en examinant
toutes les differences du tempe-
ramét, & des fonctions du Corps
des Ieunes & des Vieillars) Re-
cherchez-les auec soin, afin d'apprendre par là, d'où procedent à
peu pres tant d'effets diuers qui
en sont produits.

16.   N'oubliez point non plus d'es-
sayer à descouurir en quoy principalement different les Ieunes
d'auec les Vieux, en matiere des
facultez & de l'habitude de leur
Corps; où s'il se rencontre quelque chose en la Vieillesse, qui ait
esté permanent iusques alors, &
sans aucune diminution, faites
en yne serieuse Remarque, com-

me d'vn euenement extraordinaire.

DES CHOSES DE
LONGVE DVREE.

HISTOIRE.

LA composition des Métaux *Sur* est si ferme, que les hommes *l'Arti-* ne s'aperçoiuent pas qu'ils pren- *cle pre-* nent fin, à cause que la vie de *mier.* ceux-cy est trop courte, pour des- couurir la destruction de ceux-là. **1.** Que si quelquefois ils sont dé- truits, c'est par la roüille qui s'en- gendre au dehors, plustost que par aucune dissipation de leur Humidité propre. Mais pour ce qui est de l'Or, il a ce priuilege particulier de n'estre ruiné, ny par l'vne ny par l'autre de ces deux manieres.

2.   Bien que l'*Argent vif*, humide & coulant de sa Nature, soit par le Feu rendu volatil, il se voit pourtant par espreuue qu'il ne se roüille iamais, & que le Temps ne le consume point.

3.   Les *Pierres*, principalement les plus dures, & autres choses semblables, que l'on tire des minieres, durent fort long-temps, mesmo quand on les expose au grand air, & encore plus, si on les laisse dans la terre; Ce qui n'empesche pas toutesfois, qu'il ne s'amasse autour des Pierres vne maniere de *Nitre*, qui leur tient lieu de roüille. Quant à la durée des *Metaux*, des *Cristaux* de roche, & des *Pierres*

precieuſes, lon ne peut douter
qu'elle ne ſoit tres-longue, bien
que neantmoins l'eſclat s'en ter-
niſſe inſenſiblement auecque le
Temps.

L'on a pris garde ſouuent, que
les Pierres tournées vers la Bize,
durent moins que celles qui ſont
expoſées au Vent de Midy, comme il ſe remarque aux Pyrami-
des, aux Temples, & aux autres
Edifices. Le Fer au conttaire, ſe
roüille plutoſt du coſté du Midy,
& plus tard au Septétrion; ce qu'il
eſt ayſé de voir aux Baluſtres de
ce meſme Metal, & aux Grilles
qui ſont miſes deuant les fene-
ſtres. Dequoy toutesfois il ne faut
pas s'eſtonner, eſtant certain que
la Roüille vient de Putrefaction,
dont l'Humidité auance la ruine

du Fer, ainſi que la Secherefſe,
ſimplement conſiderée , haſte
celle de toute ſorte de Corps.

5.   En tous Vegetaux (nous parlons de ceux qui ſont arrachez,
& qui ne vegetent plus) principalement aux Arbres, tant plus il y
a de dureté, tant plus auſſi la durée en eſt longue, ſoit en leurs
troncs, ſoit en leur bois, dans les
choſes où ils ſeruent de Mate-
riaux. Et dautant que les parties
en ſont diuerſes, les qualitez le
ſont de meſme. Car il y a des Arbres ſpongieux, comme le Su-
reau, qui pour eſtre aſſez durs au
dehors, ne laiſſent pas d'auoir au
dedans leur *Poulpe* fort molle; au
contraire des Arbres ſolides, comme le Cheſne, dont le dedans,
qu'on appelle le cœur de l'Arbre,

est ce qu'il y a de plus dur en luy,
& de plus longue durée.

Les fueilles des Plantes, leurs 6.
Fleurs, & leur Tyge, sont de courte durée ; & se reduisent en poudre, s'ils ne se pourrissent : mais
quant à leurs racines, elles durent
dauantage.

Les os des Animaux se conser- 7.
uent vn assez long-temps, côme
il paroist aux Charniers des Ci-
metieres. L'on peut dire le mesme
des *Cornes*, & des *Dents* ; sur tout
de celles de *l'Elephant*, & du *Cheual Marin*.

Il se void par les couuertures 8.
des vieux liures, que les *Peaux* &
le *Cuir* durent grandement, comme encore le *Papier*, qui neantmoins cede au *Parchemin*, & se
consume plustost.

9. Les choſes qui ont ſouffert le Feu, comme le Verre, & la Bri-que, reſiſtent au Temps. Les Fruits auſſi qu'on y a deſſechez, paſſent les crûds en durée; & cela procede, non ſeulement de ce que telle coction empeſche la pourriture; mais encore de ce que l'Humeur Aqueuſe s'eſtant ex-halée, l'Oleagineuſe en eſt mieux ſouſtenuë.

10. L'Eau eſt celle de toutes les Li-queurs que l'Air conſume plu-toſt : L'Huyle au contraire ne s'exhale pas ſi promptement. Ce qu'il eſt ayſé de remarquer, & dás les Liqueurs, & dans les Corps Mixtes. Car le Papier moüillé d'Eau, & par conſequent plus Diaphane, deuient blanc vn peu apres, & quitte ſa tranſparance,

l'Eau

l'Eau s'eſtant exhalée : le Papier
au contraire, trempé dans l'Huyle eſt touſiours tranſparant, à cauſe que l'Huyle ne s'exhale point.
C'eſt pourquoy ceux qui contre-
font les Seings, y mettent par deſſus du papier huylé, par le moyen
duquel d'vn vray Original, ils en
tirent vne fauſſe Copie.

Toutes ſortes de Gommes ſont
de longue durée, & pareillement
le Miel & la Cire.   11.

Mais l'égalité, ou l'inégalité des   12.
choſes, qui par accident aduien-
nent au Corps, ne contribuent
pas moins qu'elles-meſmes, ſoit
à leur conſeruation, ſoit à leur
deſtruction. Car les Bois, les Pierres, & les autres choſes qui demeurent touſiours ou dans l'Eau,
ou en l'Air, ne ſe deſtruiſent pas

B

si promptement, si tantost on les y met, & tantost on les en retire, comme elles font quand on les y laisse; Où il est à remarquer encore, que les Pierres des Bastimens, posées en mesme situation, & au mesme costé du Ciel, où elles estoient dans les Carrieres, en durent dauantage, & semblablement les ieunes Arbres, que l'on tire d'vn terroir, pour les transplanter en l'autre.

REMARQVES

GENERALES.

I. IL est hors de doute qu'en tout Corps palpable il y a ie ne sçay quel Esprit, qui est

comme enuelopé de Parties,
qui sont palpables aussi ; &
que de cét Esprit-là vient le
principe de toute Dissolution,
ou Consomption ; si bien que
la Detention de ce mesme Esprit, est ce qui en conserue le
Corps.

L'Esprit est retenu en deux
façons, ou par vne maniere
d'emprisonnement contraint ;
ou par vne Detention vo-
lontaire ; qui se fait, ou
quand l'Esprit n'est ny trop
âcre, ny trop mobile, ou quãd
l'Air qui l'enuironne le presse
moins de sortir, & de s'exhaler viste. D'où il s'ensuit qu'il
y a deux choses de lõgue durée,

qui ſont le Dur & l'Oleagineux, dont l'vn reſſerre l'Eſprit ; l'autre l'adoucit, & fait
que l'Air a moins de pouuoir
ſur luy. Car l'Air tient de la
ſubſtance de l'Eau ; & la
Flamme de celle de l'Huyle.
Voilà pour ce qui eſt de la
longue & courte durée des
choſes inanimées.

HISTOIRE.

13. LES Herbes qu'on met au
rang des plus froides, meurent tous les ans, ſoit en
leur Racine, ſoit en leur Tige ;
comme la Laictuë, le Pourpier, le
Froment, & toute ſorte de Bled.

Il y en a pourtant quelques-vnes qui durent trois ou quatre ans, comme la Violette, le Frezier, la Pimpenelle, l'Ozeille, la Bourrache, la Buglose, * qui sont de diuerse durée, bien qu'elles se ressemblent: Car la Bourrache n'a qu'vn an de vie, & la Buglosse en a deux.

Adioustés y celle qui par les Herboristes est appellée Primula veris.

Mais la pluspart des Herbes chaudes, viuent plusieurs années; comme L'hysope, le Thym, la Sarriette, la Melisse, l'Absynte, la Chamedrys *, la Sauge, la Ruë, &c. Le Fenoüil, meurt par sa Tige, & renaist par sa Racine. Quant aux Herbes vulgairement appellées, *Ocymum, & Majorana suauis,* elles se portent mieux l'Esté que l'Hyuer: car estant plantées en vn lieu couuert & tiede,

14.

Autremēt. germandrée.

elles furuiuent à la Froidure. On
tient auffi que l'Hyfope, qui fert
d'ornement aux Iardins, eftant
tondu deux fois l'année, dure iufques à quarante ans.

15.

Pour les Arbriffeaux, ils viuent
plus ou moins ; les vns 60. ans, les
autres au double : la Vigne de mefme peut aller iufques à la foixan-
tiefme année, & porter du fruict
en fa vieilleffe. Le Romarin l'efga-
le en aage, fi on le plante en lieu
fauorable, & qui luy foit propre ;
mais le Lierre vit plus de cent ans*.
Quant au Buiffon, il eft mal-aizé
de pouuoir iuger combien il vit,
dautant qu'à force de fe baiffer
contre la terre, il prend de nouuelles racines, de forte qu'on ne peut
difcerner les vieilles d'auec les
nouuelles.

De tous les grands Arbres ceux 16.
qui viuent le plus long-temps,
sont les suiuans; le Chesne, l'Yeuse,
le Fresne, l'Ormeau, le Hestre, le
Chastenier, le Plane, le Figuier
sauuage, l'Alisier, l'Oliuier des
deux especes, *le Palmier, & le
Meurier; dont les vns viuent iusques à huict cens ans, & les autres
deux cens, qui est leur moindre
durée.

Mais les Arbres odorans, & 17.
resineux sont plus durables en leur
matiere, que ceux dont nous venons de parler, quoy qu'ils ne viuent pas si long-temps. Tels sont
par exemple le Cyprés, le Sapin,
le Pin, le Buys, le Genevre; mais le
Cedre les surpasse tous en durée,
aussi bien qu'en grandeur.

Le Fresne, qui est si prompt à 18.

*L'ordi-
naire,
&le sau-
uage.

croiſtre, & qui groſſit inſenſiblement, vit vn peu plus de cent ans;
comme auſſi l'Erable & le Cor-
mier; Mais le Peuplier, le Tilleul,
le Saulx, le Sycomore, & le Noyer,
ne viuent pas ſi long-temps.

19.   Le Pommier, le Poirier, le Pru-
nier, le Pécher, le Cytronier, le
Neſlier, le Corniller, & le Ceri-
ſier, peuuent viure cinquáte ans,
ou ſoixante, principalement ſi
on a ſoing d'en oſter la mouſſe,
qui s'y attache ordinairement.

20.   La grandeur du corps aux Arbres, ſi on le prend en general, a
quelque choſe de commun auec
leur longue durée, & pareillemēt
la dureté de leur Matiere. A quoy
l'on peut adiouſter, que les Arbres
qui portent des glands & des
noix, ſont de plus longue vie que

les Fruictiers ; Que ceux qui se
couurent & se despoüillent plus
tard de leurs fueilles, viuent plus
long-temps que ces autres qui
fleurissent des premiers; Qu'auec
cela les Sauuages durent dauantage que les Cultiuez ; & ceux qui
portent des fruicts aigres & a-
mers, plus que ceux qui en produisent de doux & d'agreables
au goust.

OBSERVATION
GENERALE.

ARistote remarque tres-
bien la difference qu'il y
a entre les Plantes & les Animaux, touchant leur Nourriture, & leur Restablissement;

lors qu'il dit, que le Corps des
Animaux demeure comme
resserré dans ses bornes, &
qu'estant arriué à sa iuste consistance, il est cõseruè & main-
tenu par la Nourriture, sans
croistre dauantage que par les
Cheueux, & par les Ongles,
qui passent pour Excremens:
d'où il s'ensuit de necessité, que
ce qu'il y a de Suc & d'Humide en l'Animal, en est plutost consumé. Mais il n'en est
pas de mesme des Arbres; &
comme ils poussent de temps
en temps de nouueaux rejet-
tons, de nouuelles Branches,
& de nouueaux Fruicts, il
est hors de doute que leurs par-

ties se restablissent par là.
Or dautant que ce qui vient
de naistre, & qui est en sa premiere seve, attire plus puissamment à soy la Nourriture, que ce qui commence à seicher ; cela fait que le Tronc
mesme, par où cét Aliment
passe aux Branches, prend de
là une nouuelle force, & côme
une nouuelle vie. Ce qui paroist clairement aux Arbres
qu'on a soin d'émonder, ou, si
vous voulez, aux Bois tail-
lis. Car la descharge de leurs
branches, & de leurs superfluitez, fortifie leur Tyge, ou
leur Tronc, & le fait viure
plus long temps ; ce que l'Ex-

perience nous apprend tous les iours , quoy qu'Aristote ne l'ayt point remarqué, ny mesme expliqué assez clairement ce que nous venons de dire.

DV

DESSEICHEMENT;
De ce qui l'empesche; & des moyens d'attendrir ce qui est desseiché.

HISTOIRE.

Sur l'Article 2.

ILy a des choses que la grande Chaleur desseiche, & d'autres qu'elle fond.

1.   *Le Feu durcit la Bouë, & fait [fondre la Cire.*

Il desseiche la Terre, les Pierres, le

Bois, le Drap, les Peaux, & en vn
mot tout ce qui ne coule point.
Il fond les Metaux, la Cire, la
Gomme, le Beurre, le Suif, &
ainsi du reste.

L'on remarque neantmoins que 2.
le Feu, s'il est trop violent, desseiche à la fin ce qu'il a fondu. Car
les Metaux ayant euaporé par vn
trop grand Feu ce qu'ils ont de
volatil, perdent beaucoup de leur
prix & de leur poids, à la reserue
de l'Or. Côme encor par vn excés
de chaleur les choses oleagineuses & grasses se rôtissent, & deuiennent arides.

Il est euident que le grand Air 3.
desseiche les lieux qui s'y trouuét
exposez ; comme par exemple la
surface de la Terre & les Chemins
que la Pluye a moüillez. Le Linge

blanchy se seiche à l'Air, au lieu
que les Herbes, les Fleurs, & les
Fueilles perdent à l'ombre ce
qu'elles ont d'Humidité. Mais
l'Air produit beaucoup mieux cét
effet, s'il est agité des Vents, ou
eschauffé des rayons du Soleil,
pourueu toutesfois qu'il n'apporte aucune putrefaction.

4   Il n'y a rien qui desseiche côme
l'Aage, bien que ce soit lentement, ainsi qu'il se remarque en
tous les Corps que la Vieillesse
rend arides, pourueu qu'il ne s'y
engendre point de pourriture.
L'Aage neantmoins n'est rien de
luy-mesme, estant seulement la
mesure du Temps. Mais l'Esprit
agissant dans le Corps, dont il
succe l'humeur, & s'exhale quant
& luy, produit cét effet, auecquo

l'Air d'alentour, qui tient assiegé
ce qu'il y a de Suc & d'Esprits
dans les Corps, où il fait insensiblement d'estranges rauages.

Vne des plus grandes proprietez du Froid est de seicher : car le
Desseichement ne se fait que par
Contraction, qui est le vray effet
de la Froidure. Or dautant qu'à
comparaison du grand Feu dont
nous pouuons vser, il faut tenir
pour extrememét foible le Froid
que nous auons à combattre, qui
est celuy de l'Hyuer, de la Glace,
& de la Neige; De là vient que ce
que le Froid desseiche, est debile
aussi, & facile à se dissoudre. Que
s'il arriue, comme il se void par
espreuue, que la face de la Terre
se desseiche par la Glace, & encore plus par les Vents de Mars, que

par la chaleur du Soleil; c'eſt pour
ce que le meſme Vent, qui leche
l'HUMEUR, par maniere de dire, excite le Froid, & le rend plus violent.

6.   La Fumée du Foyer deſſeche
pareillement, comme il ſe void
aux pieces de lard, & aux langues
de Bœuf qu'on pend à la chemi-
née. A quoy ſe rapporte, que les
parfums, d'Olyban, d'Aloës, &
d'autres choſes ſemblables, deſ-
ſeichent le cerueau, & gueriſſent
les defluxions.

7.   Le Sel produit le meſme effet;
mais plus lentement, & deſſeche
non ſeulement le dehors, mais
auſſi le dedans des parties; ce qui
ſe void aux poiſſons, & aux chairs
ſalées, dont le dedans eſt manifeſtement endurcy par vne longue ſalure.   Les

Les Gommes chaudes appli- 8.
quées au Cuir, le desseichent, & le
rident; Ce que font aussi certaines Eaux restringentes.

L'Esprit du Vin fort desseiche 9.
autant que le Feu, iusques-là
mesme qu'il cuit le blanc d'vn
œuf, si on l'y iette, & rostit le pain
qu'on y trempe.

Les Poudres desseichent ainsi 10.
que de l'Esponge, à cause qu'elles
attirent l'Humidité, comme il se
voit en la Poudre qu'on iette sur
l'Escriture toute fraische. Il en arriue de mesme en tous les Corps,
qui n'ont rien de raboteux ny de
rude, pource que leur polisseure
empesche que la Vapeur de l'Humide ne puisse entrer par les pores desseichez; & ainsi elle desseiche par Accident, à cause qu'elle

C

les expofe à l'Air ; ce qu'il eſt ayſé de remarquer aux Perles, aux Lames d'Eſpées, & aux glaces des Miroirs, où ſi l'on ſoufle deſſus, on les void d'abord ſe couurir d'vne ſombre Vapeur, qui s'eſuanoüit vn peu apres, ainſi qu'vne petite nuée, & voilà pour ce qui eſt du *Deſſeichement*.

II.   En quelques Contrées Orientales de l'Allemagne, on fait aujourd'huy les Greniers dans les Caues, où l'on conſerue le Bled, & les autres Grains ſur de la paille, qui ſucce l'Humidité de ces lieux ſouſterrains, & tient les grains touſiours ſecs ; D'où vient que ceux du Pays les conſeruent iuſques à vingt-cinq ou trente ans, & qu'ainſi non ſeulement ils les exemptent de pourriture (ce

qui regarde la Recherche que
nous pretendons faire maintenant,) mais qu'ils les entretiennent encore dans vne si grande
pureté, que le pain qu'ils en font
est excellent. Ce que l'on tient a-
uoir autresfois esté practiqué en
Capadoce, en Thrace, & en
quelques Prouinces d'Espagne.

Les meilleurs de tous les Greniers, sont ceux que l'on fait au
plus haut des Maisons, du costé
de l'Orient, & du Septentrion.
Quelques-vns y font deux Plan-
chers, l'vn au dessous, & l'autre
au dessus : Et celuy-cy est percé,
afin que le Grain descende sans
cesse par vn trou, ainsi que le Sa-
ble d'vne des Phioles d'vn Hor-
loge de verre; Puis on remet le
Grain auecque des Péles dans le

12.

Plancher le plus haut, afin qu'il
se conserue mieux par ce mouuement continuel. Où il est à remarquer, que cét Artifice empesche non seulement que le Bled ne
se pourrisse, mais aussi qu'il ne se
desseiche si promptement. Ce
que i'estime aduenir par la mesme cause que nous auons cy-
dessus alleguée, qui est que l'Euaporation de l'Humeur aqueuse
aduancée par l'agitation du Vent
& du Mouuement, conserue en
son entier ce qu'il y a d'Oleagineux, qui sans cela se fust exhalé
auec l'Humeur aqueuse. Les Ca-
davres se conseruent aussi plus
long temps en certaines Montagnes, à raison de la pureté de
l'Air.

13.   Les Fruicts, comme les Gre-

nades, les Cytrons, les Pommes,
les Poyres ; & pareillement les
Fleurs, comme les Lys, & les Roses, se conseruent longuement
dans des vaisseaux de terre bien
clos. Et quoy que l'Air qui les e-
uironne, ne leur puisse beaucoup
nuire par ses inesgalitez espan-
duës à l'entour, telles à peu pres
que celles qui sont causées par la
Chaleur, & par la Froidure ; Il est
certain neantmoins que tels vaisseaux se porteront beaucoup
mieux, si on les enseuelit dans la
Terre, ou sous l'Eau, pourueu
qu'elle soit à l'ombre comme
celle des Puits & des Cysternes ;
Mais il faudra que les Vases que
l'on mettra dans l'Eau, soient de
Verre.

C'est vne Maxime generale, 14

C iij

que toutes les chofes qu'on en-
feuelit au fonds des Eaux, ou fous
la terre, fe conferuent beaucoup
plus long-temps, que fi elles
eftoient au deffus.

15.   On a pris garde que les Pommes, les Chaftaignes, les Noix, &
autres femblables Fruicts tombez
fortuitement dans des referuoirs
de Glace, y ont efté trouuez quelque temps apres auffi fains, & auffi
beaux, que fi on les euft tout fraifchement cueillis.

16.   Les Vignerons entretiennent
les Raifins en leur fraicheur, & en
leur verdure, dans de la Farine ;
mais ils en font moins agreables au gouft : C'eft dans la Farine
auffi que fe cóferuent de mefme
les Fruicts les plus durs, comme
encore parmy des monceaux de

Bled , & dans des coupeaux, ou
des raclures de Bois.

On tient que les Corps se main-17.
tiennent en leur entier dans les liqueurs de leur espece, comme les
Raisins dans le Vin, les Oliues
dans l'Huyle. &c.

Les Grenades & les Coins tré-18.
pez vn peu dans de l'eau salée, ou
dans celle de la mer, puis sechez
au grand Air, pourueu toutesfois
que ce soit à l'ombre, se gardent
long-temps encore.

Les choses penduës sur le Vin, 19.
sur l'Huyle, ou sur de la lie, mais
beaucoup plus sur le Miel, sur l'E-
sprit du Vin, & principalement
selon quelques-vns sur le Mer-
cure, ou l'Argent vif, en sont de
plus longue durée.

Les Fruicts enuelopez de Ciro, 20

de Poix, de Paste, & d'autres semblables choses qui se durcissent,
& dont il se fait vne maniere de
crouste par dessus, s'exemptent
long-temps de corruption.

21.   Il est certain que les Mouches,
les Araignées, & les Fourmis, venant à tomber fortuitement dans
la Gomme des Arbres, où ils demeurent comme enchassez, ne se
pourrissent nullement, quoy que
ce soient des Corps mols & tendres.

22.   Les Raisins, & les autres Fruicts,
se conseruent mieux quand on
les pend au Plancher. Il y a deux
causes de cela ; L'vne procede de
ce qu'ils ne sont ny escachez, ny
froissez, côme quand on les met
sur des choses dures: Et l'autre, de
ce que l'Air les enuironne esgale-

ment de toutes parts.

On a remarqué qu'aux Corps 22.
Vegetaux la *Putrefaction* & le
Desseichement, ne commencent
pas en mesme temps, ny de mesme costé; mais de celuy principalement, d'où ils prenoient leur
Nourriture d'ordinaire durant
leur Vie. C'est pourquoy quelques-vns sont d'aduis de boucher
la queuë des Fruicts auec de la Cire, ou de la Poix.

La Mesche des Lampes, ou des 23.
Chandelles, quand elle est grosse,
consume plutost le Suif, ou l'Huyle, que lors qu'elle est desliée;
comme celle de Cotton aussi fait
plus de degast, que ne font les
Meches de Ionc, d'Osier, & de
Chaume. Adjoustez à cecy que
les Bastons des Torches faits de

Sapin, ou de Genevre, bruſlent beaucoup plus viſte, que ceux de Freſne; Et que la Flamme agitée du Vent eſt plus agiſſante, que celle qui eſt rranquille; Et moins dans vne Lanterne qu'à deſcouuert. Quelques-vns tiennent encore, que les Lampes allumées dãs les Tombeaux, & autres lieux ſouſterrains y durent bien plus qu'ailleurs.

24. La Nature de l'aliment, & la façon dont il eſt preparé, ne ſeruent pas moins à la longue durée des Luminaires, que la Nature de la Flame. Car la Cire dure plus que le Suif: le Suif vn peu humide plus que celuy qui eſt trop ſec; & la Cire ferme, plus que celle qui eſt molle.

25. Les Arbres, au pied deſquels

l'on remuë tous les ans la Terre, viuent beaucoup moins que si on ne la remüoit que de cinq en cinq, ou de dix en dix ans. Ceux qu'on emonde souuent, durent dauantage: Et ces autres qu'on prend le soin de fumer, & d'arrouser à diuerses fois reiterées, portent bien plus de fruict, mais ils en viuent moins : & voylà ce me semble, tout ce qui peut retarder, ou empescher le *Desseichement*, ou la *Consomption*.

Pour le Ramollissement de ce 26. qui est deuenu Sec, il s'en voit fort peu d'experiéces. C'est pourquoy nous en joindrós ensemble quelques-vnes, qui se font en l'Homme & aux Animaux.

Les Houssines d'Osier, dont 27. on se sert d'ordinaire à lier les

Treilles & les Cerceaux, deuiennent plus souples & plus flexi-
bles, si on les trempe, soit par les
bouts, soit toutes entieres, dans
des Muids pleins d'eau; où se ref-
serrent encore, & se consolident
les Boules que la seichereffe a fen-
duës, & entr'ouuertes.

28.   Les Bottes, quoy que fort dures,
estant frottées aupres du Feu auec
du Suif, ou de la Cire, se r'amol-
lissent peu à peu, comme font
aussi les Vessies, & les Parchemins
rtop secs, si on les humecte d'eau
chaude, où l'on ait meslé du Suif,
ou quelque autre graisse.

29.   Les vieux Arbres, qui n'ont porté du Fruict de long-temps, &
qu'on tient pour morts, poussent
de nouueaux reiettons, & de nouuelles branches, quand on ouure

& remuë la terre autour de leurs
Racines, tellement qu'ils semblēt
rajeunir & reviure.

Les vieux Bœufs, qui ont touſ-	30
iours labouré la Terre, ſi on les
met dās de bons paſturages, ſans
les faire trauailler, deuiennent ſi
tendres & ſi gras, que la Chair
n'en eſt pas moins ſauoureuſe.

Vne auſtere Diette, par le moyen	31.
du Gaïac, du Biſcuit, & d'autres
choſes ſemblables, comme ont
accouſtumé de la faire les Martyrs
de Venus, ou ceux qui ſont affli-
gez de vieux Catherres, extenuë
grandem'ent les Corps; & neantmoins elle les reſtablit aſſez ſouuent; ſi bien qu'ils ſemblent ſe rajeunir, & prendre de cette Conſomption des mauuaiſes humeurs
vne nouuelle vigueur, & de plus

grandes forces. Nous voyons mefme par experience, que ceux qui
font bien gueris de ces maladies
qui amaigriffent , en viuent plus
longuement.

REMARQVES
GENERALES.

I. **L**ES *Hommes voyent
cõme des Hibous dans
les espaiffes tenebres de
leurs Notions. Mais en matiere d'Experience, on les peut
nommer tout à fait Aueugles
en plein iour. Ils parlent des
Qualitez Elementaires; de la
Secherefse, de ce qui chaffe l'Hu-*

midité des Corps, & de leurs
Periodes naturelles, par lesquelles ils sont corrõpus ou con-
sumez ; Cependant ils ne font
aucune Obseruation qui vaille, touchant les Commence-
ments, les Milieux, & les
Extremitez, soit de la Dessic-
cation, soit de la Consomption.

L'vne & l'autre se font en 2.
leur Progrés par trois Actions,
qui tirent leur origine de l'Esprit naturel des Corps, comme
nous auons desia dit.

La premiere Action est l'At- 3.
tenuation de l'Humide contre
l'Esprit; La seconde, la Sortie,
& l'Euaporation de l'Esprit;
La troisiesme, la Contraction

des plus groſſieres parties du
Corps, incontinent apres que
l'Eſprit s'eſt exhalé; & cette
derniere eſt la Deſſiccation, &
l'endurciſſemēt dont nous trai-
ctons icy; pource que les deux
premieres ne font ſeulement
que Conſumer.

4. Pour le regard de l'Attenuation, la choſe eſt de ſoy fort claire. Car l'Eſprit qui s'enferme
en vn Corps palpable, de quelque nature qu'il ſoit, ne s'ou-
blie iamais; & tout ce qu'il
trouue dedans y eſtant comme
aſſiegé, pourueu qu'il le puiſſe
digerer, & le changer en ſa
Subſtance, il l'altere entierement, & le dompte de telle
ſorte

sorte, qu'il se multiplie par là, & engendre vn nouuel Esprit. Pour preuue de quoy, cette seule Experience doit suffire, Que les choses qui se seichent beaucoup, en deuiennent plus legeres, plus creuses, plus poreuses, & plus resonantes par le dedans. Or il est tres-certain que l'Esprit qui estoit en existance deuant la Chose, ne fait rien à sa Pesanteur, mais plustost à la rendre plus legere. Il faut donc necessairement que ce mesme Esprit ait changé en soy l'Humide, & le Suc du Corps, qui pesoient auparauant; d'où vient que le pouls en est moindre; Et voila pour ce qui est de

D

la premiere Action, à sçauoir
de l'Attenuation de l'Humeur,
& de son changement en la
Substance de l'Esprit.

5.   La seconde Action, qui est
la Sortie, ou l'Euaporation de
l'Esprit, est aussi tres manifeste.
Car s'il aduient qu'elle se fasse
tout à la fois, elle est asseure-
mēt sensible dans les Vapeurs,
à la Veuë & dans les Senteurs,
à l'Odorat. Mais si elle agit
peu à peu, comme l'Aage en ses
degrez, elle se fait insensiblement, & c'est neantmoins la
mesme chose. Dauantage quãd
la Masse du Corps est si serrée,
ou si dure, que l'Esprit ne trouue
point de pores, ny de passages,

par où il puiſſe ſortir, par ce violent effort qu'il fait à rompre ſa priſon, il chaſſe dehors auecque luy les plus eſpaiſſes parties du Corps où il eſt, comme il aduient en la rouille des Metaux, ou en la vermoliſſure des Choſes graſſes; & c'eſt icy la ſeconde Action, à bon droit appellée la Sortie & l'Euaporation de l'Eſprit.

La troiſieſme Action eſt vn 6. peu plus obſcure, mais, auſſi certaine que les deux autres. C'eſt le Reſſerrement des Parties les plus eſpaiſſes, apres l'Euaporation de l'Eſprit; enſuitte de laquelle il ſe voit manifeſtement que les Corps ſe reſ-

ſerrent, s'eſtreßiſſent, & occupĕt
moins de place, ainſi qu'il ſe dé-
monſtre par les Cerneaux des
Noix, qui ne rempliſſent plus
leur Coquille, quand ils ſont
ſecs; par les Poutres, & les Pi-
eux de bois, qui ſont au commencement vnis, & contigus;
puis deioints par la Seichereſſe
qui les fait tendres; comme encore par les Boules à ioüer, &
par les autres choſes ſemblables, dont les parties ne ſe pouuant retirer, ſans laiſſer entre-
elles vn eſpace, il faut neceſſairement qu'elles ſe fendent. Cela
ſe preuue d'ailleurs par les rides qui ſe font aux Corps, quãd
ils ſont deuenus ſecs. Car leur

violence à se resserrer est si forte, qu'elle retire & sousleue
tout d'vn temps les parties du
Corps, dont celles qui se resserrent aux extremitez, se re-
haussent au milieu, comme il
se void au Papier, au vieux
Parchemin, au Cuir des Animaux, au dehors du fourmage
mol; & c'est la longueur du
Temps qui produit toutes ces
rides. Elles procedent encore de
la Chaleur, qui fait non seulement rider, mais aussi plisser &
s'entortiller, les choses qu'on
approche du feu, comme il arriue au Papier, au Parchemin,
aux Fueilles, & ainsi du reste.
Où il est à remarquer, que ce

Reſtreſſiſſement *cauſé par le Temps, ſe faiſant plus lente-ment, ne produit que des Rides;* au lieu que celuy qui vient du feu, comme plus viſte qu'il eſt, engendre des plis. Mais en pluſieurs choſes, où ne ſe for-ment ny Plis ny Rides, il ne ſe fait qu'vn ſimple Reſtraiſſiſſe-ment des Corps, qu'on voit par meſme moyen ſe Reſſerrer, s'endurcir, & ſe Deſſeicher, comme nous auons dit au com-mencement. *Que* ſi l'Euapo-ration de l'Eſprit, & la Con-ſommation de l'Humide, ſe trouuent auoir tant de force, qu'il ne leur reſte point aſſez de Corps, pour s'vnir & ſe

lier enſemble, alors il faut de
neceſſité que cette liaiſon ne ſe
pouuant faire, le Corps ſe
pourriſſe & qu'il ſe change en
vne maſſe de Poudre impal-
pable, qui ſe diſſipe au plus leger attouchement, & au moindre ſouffle; ce qui arriue encore en tous les Corps vſez, &
attenuez au dernier point, cõme aux Papiers, ou aux linges
bruſlez, & pareillement aux
Corps embaumez depuis pluſieurs ſiecles. C'eſt tout ce que
l'on peut dire de la troiſieſme
Action, touchant le Retrai-
ſiſſement des parties les plus
eſpaiſſes, apres l'Euaporation
de l'Eſprit.

7.   *Il faut remarquer en suitte, que le Feu & la Chaleur ne Desseichent que par Accident. Car leur propre ouurage est d'Attenuer, & d'estendre l'Esprit & l'Humide. Mais c'est par Accident aussi qu'il arrine, que les autres parties se retirent, soit à cause de la seule fuite du Vuide, soit à raison de quelque autre mouuement, dont il n'est pas maintenant question.*

8.   *Il est certain aussi que l'Esprit espandu dans vn Corps, en cause la Pourriture, & l'Aridité; d'vne façon toute contraire: Car en la Putrefaction, l'Esprit ne s'exhale point simplement,*

mais il fait d'estranges efforts
du costé dont il est retenu ; les
parties les plus espaisses ne se
retirant pas si localemēt, qu'elles s'vnissent & se lient, pour
composer vn Corps de choses
semblables.

LA LONGVE ET LA COVRTE
VIE AVX ANIMAVX.

Toute la Recherche que
lon peut faire de la lon-
gue & courte Vie des
Animaux, est fort peu de chose ; outre qu'on ne se met pas
beaucoup en peine de le remarquer, & que d'ailleurs la Tradition que nous en auons est

Lul
l'Art. 3.
Liaison.

fabuleuse. Le trop grand trauail abrege la Vie des Bestes,
appriuoisées, ou Domestiques,
& l'iniure de l'Air celle des
Sauuages. A quoy l'on peut
joindre, que pour mieux sçauoir ce qui en est, il faut s'enquerir de la grandeur de leur
Corps, du terme de leur Portée, du nõbre de leurs Petits, &
du temps de leur accroissemẽt.
La raison est, dautant que ces
choses sont comme annexées
l'vne dans l'autre, & que tantost elles se rencontrent toutes
ensemble, tantost elles sont separées.

1. L'Aage de l'Homme surpasse celuy de tous les autres Animaux,

à la reſerue de quelques-vns, autât
qu'on le peut ſçauoir. A cecy ſert
grandement de conſiderer ſa ſta-
ture, ou ſa Taille, Qu'il eſt neuf
mois dans le ventre, qu'il en ſort
preſque, touſiours ſeul; Que ſon
Aage de Puberté eſt à quatorze
ans; & de ſon Accroiſſement iuſques à vingt.

LES QVADRVPEDES.

L'Elephant paſſe le cours ordinaire de la vie de l'Homme: ſa
portée de dix ans eſt fabuleuſe,
mais celle de deux, tres-veritable.
Il croiſt iuſques à la trentieſme
Année, & a les dents extrememét
fortes. C'eſt à ce que l'on tient,
celuy de tous les Animaux, qui a
le ſang le plus froid, & la Vie ſi

longue, qu'il s'en est trouué qui
ont vescu iusques a deux cens ans.

3. Quelques-vns ont voulu inferer
que lesLions viuoient longuemét,
de ce qu'il s'en est veu plusieurs,
qui n'auoient aucunes dents. Mais
cette Coniecture est foible, dautant que cela peut proceder de la
puanteur de leur haleine.

4. L'Ours est vn Animal paresseux,
endormy, pesant, & d'assez courte durée. Le signe de la briefueté
de sa vie, est celuy de sa Portée
dans le Ventre: car elle n'est que
de quarante Iours.

5. Bien que le Renard, Animal carnassier, & dont le Repaire est
dans les Cauernes, semble viure
assez long-uemps, cela n'est pas
neantmoins; & il est de l'espece
des Chiens, qui sont ordinaire-

ment de courte vie.

Le Chameau, qu'on met au 6.
nombre des animaux maigres &
nerueux, vit cinquante ans, &
quelquesfois cent.

Le Cheual est d'vne vie me- 7.
diocre, d'enuiron vingt ans, car
c'est merueille s'il va pour le plus
iusques à quarante; Et l'Homme
est possible cause qu'il vit si peu;
Outre que nous n'auós pas maintenant ces nobles cheuaux du Soleil, que les Poëtes font paistre à
leur ayse, & en pleine liberté dans
les gras Pasturages. Ce bel Animal croist iusques à six ans, & engendre mesme en sa vieillesse. La
portée de la Iument est plus longue que celle de la femme, & fait
plus raremét qu'elle des Iumeaux.
L'aage de l'Asne est presque le

mesme ; mais le Mulet vit plus que l'vn ny l'autre.

81 On croit communément que les Cerfs viuent long-temps, Et toutesfois il n'y a point de vraye Histoire qui en puisse faire foy. On dit bien que le Cerf de Torquatus fut trouué auec vn Colier à demy enfoncé dans la chair ; mais cela tient de la Fable. D'ailleurs, ce que l'on raconte de la longueur de sa Vie est d'autant moins croyable, qu'il cesse de croistre à l'aage de cinq ans, & que les Branches de son Bois, qui luy tombe vn peu apres, & se renouuelle tous les ans, sont plus estroitement iointes sur le front, & diminuent, à mesure qu'il en renaist d'autres.

D. Le Chien ne passe point 20. ans,

& va rarement iusques à quatorze. Il est d'vn temperament
chaud , & vit fort inégalement.
Car le plus souuent, ou il veille, ou
il dort par trop. Sa Portée est aussi
fort courte, à sçauoir de neuf sep-
maines.

Le Bœuf de mesme, tout fort & 10.
tout grand qu'il est, ne va que
iusques à quinze ans, & vit plus
que sa Femelle, qui ne fait le plus
souuent qu'vn veau, & dont la
portée est d'enuiron six mois.
C'est vn animal paresseux, char-
nu, qui s'engraisse facilement, &
qui ne se nourrit que d'herbes.

La Brebis arriue rarement ius- 11.
ques à dix ans, quoy que ce soit
vn animal de taille mediocre , &
couuert à l'espreuue du Froid. Ce
qu'il a de plus merueilleux en luy,

est qu'ayant fort peu de Bile, il est neantmoins celuy de tous les Animaux dont la Toyson est la plus crespée; ne se trouuant point de poil, qui soit naturellement si tortillé n'y si frisé que la Layne. Les Moutons ne sont capables de Generation que depuis trois aus iusques à huit, & leurs Femelles engendrent tant qu'elles viuent. Cét Animal au reste est fort maladif, & peut bien à peine acheuer le cours de la vie que la Nature luy a prescrit.

12.   Le Bouc ne vit pas dauantage que la Brebis ; & quant au reste, il ne differe pas beaucoup d'elle Or bien qu'il soit plus agile, & qu'il ait la Chair plus ferme, si est-ce qu'il n'est pas de si longue durée, à cause de sa trop grande lasciueté.

Quoy

Quoy qu'il ne se trouue point
d'Animal qui ait la Chair plus humide que le Pourçeau, il semble
neantmoins que cela ne contribuë en rien à la longueur de sa vie,
qui est de quinze à vingt ans.
Quant à celle du Sanglier, on n'en
sçait rien de certain.

L'aage du Chat est de six ans
d'ordinaire, & s'estend pour le
plus iusques à la dixiesme année.
Cest vn Animal dispos au possible, qui a dans les Esprits vne tres-
grande viuacité, & la semence duquel est si chaude, qu'au rapport
d'Elian, elle brusle sa femelle: Ce
qui a donné lieu à ce commun dire, Que la Chate conçoit auec
douleur, & fait ses petits auec plaisir, & facilité. Cét Animal est si
glouton, qu'il deuore plutost la

viande qu'il ne l'a maſchée.

15.   Les Lievres & les Lapins vont à peine iuſques à ſept ans, & ſont tellement feconds, qu'ils conçoiuent meſme ayant deſià le ventre plain. Leur principale difference conſiſte, en ce que les Lapins viuent ſous terre, & les Lievres en plaine campagne ; outre que la Chair du Lievre eſt beaucoup plus noire que celle des Lapins.

LES OYSEAVX.

16.   LEs Animaux Volatils, à les conſiderer par la grandeur de leur Corps, ſont beaucoup moindres que les Quadrupedes. Car l'Aigle & le Cygne, ſont petits ſans doute, à l'eſgal du Bœuf, ou du Cheual ; & l'Auſtruche, à compa-

raiſon de l'Elephant.

La Nature n'a pas mal couuert les Oyſeaux, puis qu'aſſeurément la Plume eſt plus chaude, & defend du Froid, mieux que le Poil, & la Laine.

Les Oyſeaux font pluſieurs 17. Couuées, & ne pondent pas tout à la fois; Ce qui fait qu'ils peuuét en mieux nourrir leurs petits.

Ils mâchent peu, ou du tout 18. point ce qu'ils mangent: car tel qu'ils ont pris l'aliment, tel on le trouue dans leur Gozier. Ce qui n'empeſche pas neátmoins qu'ils ne caſſent fort bien les Noyaux, pour en tirer ce qui eſt dedans. L'on tient meſme qu'ils ont la coction ſi forte, & ſi chaude, qu'ils digerent facilement les choſes les plus difficiles à digerer.

20. De la façon qu'ils volent en l'Air, leurs Membres se meuuent, & se souſtiennent enſemble ; ce qui eſt ſans doute le plus ſain de tous les Exercices.

21. Quant à leur Generation, Ariſtote a fort bien remarqué (quoy que d'ailleurs il me ſemble l'auoir aſſez mal attribué aux autres Animaux) que la Semence du Maſle y ſert le moins, & qu'elle luy dóne plutoſt de l'Actiuité que de la Matiere ; d'où vient qu'en pluſieurs on ne peut pas diſcerner les œufs feconds, d'auec ceux qui ne le ſont pas.

22. Tous les Oyſeaux preſque dans vn an , ou dans vn terme vn peu plus long, croiſſent autant qu'ils doiuent croiſtre. Il eſt vray que l'on conte les années en quelques-

vns par la muë de leurs plumes, &
en quelques autres par ce qu'on
en iuge a leur bec, mais nullemét
par la grandeur de leur Corps.

On tient que l'Aigle vit fort 23
long-temps ; mais on ne dit pas
combien. La Conjecture en est
tirée de ce qu'en renouuellant son
Beq, elle se rajeunit ; ce qui a donné lieu à ce commun dire, *La
Vieillesse de l'Aigle.* Toutesfois il
se peut faire que ce Renouuellement ne cháge pas son Beq, mais
qu'au contraire, le changemét de
Beq est ce qui la renouuelle. Car
pour l'auoir trop crochu, à raison
de sa Vieillesse, elle ne peut manger qu'auec peine.

Il s'en faut peu que les Vautours 24
n'aillent iusques à cent années, &
les Milans de mesme ; estant bien

certain qu'il y a peu d'Oyseaux de
proye , qui ne viuent dauantage
que les autres.   Quant à l'Esper-
uier, pource qu'il degenere de sa
nature entre les mains de l'Hôme,
qui se l'assujetit pour ses plaisirs;
On ne peut pas faire vn iugemét
asseuré, touchât le cours de sa vie.
Il s'en est veu neantmoins de Domestiques, âgez de trente ans ; &
de Sauuages, qui en ont vescu
quarante.

25.   Le Corbeau arriue quelquesfois à cent ans : Il est carnassier au
possible, ne vole pas beaucoup,
(encore ne s'esloigne-t'il gueres
d'vn lieu) & a la Chair extremement noire. La Corneille luy res-
semble en tout, horsmis qu'elle est
plus petite, & de different rama-
ge. Elle vit vn peu moins, & tou-

tesfois on la met au nombre des
Oyseaux qui durent le plus.

C'est chose certaine, que le Cy- 26
gne passe souuent au delà de cent
années. Il est fort couuert de plumes, vit de poisson, & fait son nid
sur le bord des Riuieres, & des
Eaux courantes, qu'il n'abandon-
ne iamais.

L'Oye pareillement est du nom- 27
bre des Oyseaux de longue durée,
quoy qu'elle ne se nourrisse que
d'herbe, & de semblable pasture.
La Sauuage vit plus que la Dome-
stique; Ce qui a donné lieu à ce
Prouerbe chez les Allemans; *Il est*
plus vieil qu'vne Oye sauuage.

L'on en pourroit dire autant des 28
Cigoignes si la Remarque qui en
fut faite anciennement estoit
veritable, à sçauoir, qu'elles n'e

ſtoient iamais venuës à Thebes, à cauſe que cette Ville auoit eſté priſe pluſieurs fois. Que ſi elles auoient pris garde à cela, ou il falloit qu'elles euſſent la memoire plus que d'vn ſiecle, ou que les meres en euſſent appris l'Hiſtoire à leurs petits ; ce qui ſeroit fabuleux, & tout à fait ridicule.

29 Pour le Phœnix, ſi c'eſt vne verité que ce qu'on en dit, les belles Fables qu'on y adjouſte la rendent ſuſpecte de Menſonge; Et ne ſert de rien de vouloir faire paſſer pour vne grande merueille qu'on l'ait veu voler ſouuent, accompagné d'vne foule d'autres Oyſeaux de toutes eſpeces; puis qu'il en aduient de meſme au Chat-huant, quand il vole, &

au Perroquet eschappé de ſa
Cage.

Il s'eſt veu tel Perroquet chez 30
nous, qui a veſcu ſoixante ans,
ſans compter l'aage qu'il pouuoit auoir, quand de ſon Clymat
il fut tranſporté au noſtre. Cét
Oyſeau mange de tout, mâche la
viande, change quelquefois de
Bec, eſt vn peu farouche, & a la
chair noire.

Le Paon dure vingt années, & 31
ne prend les yeux d'Argus qu'au
troiſieſme an de ſon âge: il mar-
che lentement, & a la chair blanche.

Le Coq eſt grandement chaud, 32
auſſi ardant au combat de Mars,
qu'au ieu de Venus, & dont la vie
n'eſt pas beaucoup longue. Il a

l'Humeur gaye, & la Charnure comme le Paon *.

33. Le Coq d'Inde, ou de Turquie, ne vit gueres plus long temps que le Coq ordinaire. C'eſt vn Oyſeau fort colere, tres-opiniaſtre au Combat, & qui a la Chair grandement blanche.

34 L'aage des Pigeons Ramiers eſt par fois de cinquante ans. Ils viuent preſque touſiours en l'Air, & ne ſe perchent qu'aux lieux les plus hauts, où ils font leur Nid pour l'ordinaire. Quant aux Pigeons Domeſtiques, & aux Tourterelles, leur vie n'eſt que de huict ans pour le plus.

35. Les Faiſans & les Perdrix peuuent viure iuſques à quinze ans; Oyſeaux feconds, & qui en font beaucoup à la fois : ils ont la chair

vn peu noire.

L'on tient qu'entre les petits 36.
Oyseaux, le Merle est de ceux qui
viuent le plus. Il n'est pas moins
hardy que criard ; & quoy qu'il
soit opiniastre en son jargon, il ne
laisse pas pourtant de contrefaire
la voix humaine, & mesme d'apprendre à parler, quand on le luy
monstre.

La trop grande lasciuré du 37
Moineau, est cause sans doute de
sa courte durée. Mais le Chardon-
neret, qui n'est pas si grand que
luy, vit enuiron vingt ans.

Nous n'auons rien d'asseuré tou- 38.
chant l'âge des Austruches: celles
qu'on a nourries dás les Maisons,
ayant esté si mal-heureuses, qu'on
n'a pû remarquer si ses années
sont longues ; ce que neantmoins

l'on tient pour asseuré : mais l'on n'en sçait pas le nombre.

LES POISSONS.

39 POVR les Poiſſons, leur vie eſt plus incertaine que celle des Animaux terreſtres, pour e-ſtre moins remarquable, à cauſe qu'ils ſont touſiours dans l'Eau. Pluſieurs d'entr'eux ne reſpirent point ; d'où vient que l'Eſprit vi-tal en eſt plus renfermé ; & par-tant, quoy qu'ils prennent du rafraiſchiſſement par les oreil-les, ſi eſt-ce qu'il n'eſt pas ſi frequent que celuy de la Reſpira-tion.

40 Viuant dans l'Eau comme ils font, ils ſont exempts de ce Deſ-

seichement & de cette Dissipation d'Esprits, qui se fait par l'Air
d'alentour.   Toutesfois il n'y a
point de doute que l'Eau qui les
enuironne , & qui penetre les
Pores de leur Corps, y estant
receuë, ne soit aussi nuisible à la
Vie que l'Air.

C'est la commune opinion, 4t
qu'ils ont le Sang moins tiede
que les Animaux terrestres; &
qu'il y en a parmy eux de si gou-
lus, qu'ils mangent iusques à ceux
de leur Espece. Leur Chair est plus
molle, moins solide , & moins
nourrissante que celle des Animaux terrestres. Ils ne laissent pas
pourtant de venir excessiuement
gras, & par dessus tous la Baleine,
du Corps de laquelle on tire vne
prodigieuse quantité d'Huyle.

42   On dit que les Dauphins viuent
enuiron trente ans; Ce que l'experience a faict connoistre en quelques-vns de ces Poissons, à qui
l'on auoit coupé la queuë. Ils crois-
sent iusques à la dixiesme de leurs
années.

43.   Voicy vne chose qu'on rapporte des Poissons, qui me semble
merueilleuse. C'est que leur Corps
s'attenuë, & s'amoindrit par la
longueur du Temps, sans que leur
Queuë, ny leur Teste, en reçoiuent aucune diminution.

44   Il s'est trouué dans les Estangs
des anciens Empereurs, des Mure-
nes, qui auoient vescu soixante
ans. Aussi deuenoient-elles si fa-
milieres, & si priuées par vn long
vsage, que l'Orateur Crassus en
pleura la perte d'vne.

Le Brochet est vn Poisson d'eau 45.
douce, extremement glouton, &
la Chair duquel, n'est pas moins
seiche que ferme, vit quelquesfois
iusques à quarante ans.

La Carpe, le Barbeau, la Tanche, 46
l'Anguille, & les autres Poissons
semblables, ne viuent pas plus de
dix ans.

Le Saumon croist tout à coup, 47
& ne vit gueres, non plus que la
Truite; Au contraire de la Perche,
qui est long-temps à croistre, &
de plus longue durée.

Pour ce qui est des Oudres & 48
des Balaines, épouuentables pour
la prodigieuse masse de leur Corps,
l'on n'est pas bien asseuré de la
longueur de leur vie, ny de celle
aussi des Veaux marins, des Mar-
souyns, & d'vne infinité d'autres
Poissons.

49   Le Crocodille, seul Animal à ce que l'on tient, qui ne cesse de croistre iusques à la Mort, a la Vie extremement longue. Côme il est engendré d'vn Oeuf; aussi engendre-t'il des Oeufs tout de mesme. Il est si gourmand au reste, qu'il engloutit au lieu de mãger; cruel au delà de toute imagination, & couuert à l'aduantage contre la violence de l'Eau. Quant aux autres Animaux, soit à Escailles, soit à Coquilles, nous ne sçaurions dire asseurément combien ils viuent.

REMAR.

REMARQVES
GENERALES.

IL est difficile de trouuer quelque Reigle certaine, de la longue, ou de la courte Vie des Animaux, tant à raison du peu de soin qu'on a eu d'en faire des Observations exactes, que pour l'embarras des Causes, enueloppées l'vne dans l'autre : Nous en ferons icy quelques Remarques.

I. Parmy les Animaux Volatils il s'en trouue beaucoup qui viuent plus long-temps que les Quadrupedes ; comme par

F

exemple l'Aigle, le Vautour,
le Milan, le Pelican, le Corbeau, la Corneille, le Cygne,
la Cicoigne, la Gruë, l'Ibis,
le Perroquet, le Pigeon ramier,
& ainsi des autres, quoy qu'en
vn an de temps ils soient en
leur perfection, & qu'ils n'ayẽt
pas le Corps si grand. Ils doiuent en partie cette longue vie,
à leur Couuerture, capable de
les deffendre des iniures du
Ciel; & en partie à la bonté de
l'Air; semblables à ceux qui en
respirent vn extremement pur
sur le sommet des Montaignes
qu'ils habitent; ce qui contribuë
grãdemẽt à les faire viure plus
lõg-tẽps. Adjoustez-y que leur

mouuemēt, qui se fait de la façon que nous auons dit, ne laf-
fant pas si toft, en est moins pe-
nible, & par consequent plus
salutaire. Auecque cela, les
Oyseaux n'ont point faute de
nourriture dans le ventre de
leurs meres, pource que leurs
Oeufs viennent à s'esclorre de
temps en temps. Mais la cause de leur longue Vie procede
sur tout, si ie ne me trompe, de
ce que la substance de la Mere
contribuë plus à leur Generation que celle du Pere; d'où
viēt qu'ils ont vn Esprit moins
acre, & moins enflamme.

    A quoy l'on peut ioindre en-
core, Que les Animaux qui

tirent plus de la Subſtance de leur Mere, que de celle de leur Pere, viuent dauantage, & tels ſont les Oyſeaux, ainſi que nous auons dit. Comme donc ceux qui demeurent plus long-temps dans le ventre de leur Mere, tirent plus de ſa Subſtance, & moins de la Semence de leur Pere, auſſi ſont-ils de plus longue vie. D'où nous inferons encore, qu'entre les hommes, côme nous auons pris garde en quelques-vns, ceux qui reſſemblent plus à leurs Meres, viuent d'auantage, & pareillement les Enfans des Vieillards, que de ieunes Femmes ont engendrez,

pourueu que leurs Peres ne
soient point mal sains, ny Valetudinaires

Les commencemens des cho-
ses peuuent ou nuire, ou pro-
fiter beaucoup. C'est pourquoy
la bonne Nourriture du Fruit
dans le Ventre, jointe à l'aduantage de n'y estre pas à l'e-
stroit importe beaucoup à la
lõgueur de la vie, Ce qui arriue, ou quand la production
s'en faict de temps en temps,
comme celle des Oyseaux, ou
quãd le Fruit est vnique, cõme
celuy de ces Animaux qui n'en
font qu'vn d'ordinaire.

Mais la longue demeure du
Fruit dans le Ventre, contri-

buë en trois façons à sa Durée.
Premierement, dautant qu'il
tire plus de suc de la substance
de la Mere, comme il a esté
dit n'aguere. En second lieu, à
cause qu'il sort du vêtre beaucoup plus robuste, & mieux
nourry ; & troisiesmement,
pource qu'il esprouue plus tard
les insensibles rauages de l'Air.
Ce qui monstre encore que les
periodes de la Nature mesme
se font par de plus grandes
Circulations. Que si les Bœufs
& les Brebis, qui demeurent
enuiron deux mois dans le
Ventre de leurs Meres, n'en viuent pas dauantage ; il s'en
faut prendre à d'autres Causes

qui produisent cét effet.

Ceux à qui l'Herbe ou le s.
Foin sert de Pasture ordinaire,
durent moins que ces autres
qui ne viuent que de Chair, ou
qui ne mangent que des semances & des fruits, comme
les Oyseaux: Car les Cerfs, qui
sont de longue vie, prennent,
comme l'on dit communément,
la moitié de leur Nourriture
au dessus de leur teste. Pour ce
qui est de l'Oye, outre l'Herbe
dont elle se repaist d'ordinaire,
elle trouue encore dans l'Eau
quelque sorte d'Aliment qui
luy profite.

La couuerture du Corps me 6.
semble seruir beaucoup à pro-

longer la vie. La raison est,
pource qu'elle le preserue des
inégalitez & des injures de
l'Air, qui luy sont extremement nuisibles Enquoy les Oyseaux ont de tres-grands ad-
uantages sur tous les autres
Animaux. Mais pour les
Brebis, qui ont vne si bonne
fourrure, il faut imputer leur
courte vie à leurs frequêtes maladies, & à l'vsage des Herbes,
qui sont leur seul Aliment.

7.   Le principal siege des Esprits
est asseurémēt dās le Cerueau;
ce qui doit s'entendre non seulement des Esprits Animaux,
mais aussi de tous les autres;
Et cela procede sans doute de ce

que les Esprits lechent, s'il faut
ainsi dire, & consument le
Corps insensiblement; de sorte
que leur trop grande abondance, jointe à leur chaleur excessiue, & à leur Acrimonie, abrege beaucoup la Vie. C'est pourquoy il est à croire qu'vne des
principales Causes de la lōgue
vie des Oyseaux, vient de ce
qu'ils ont la teste fort petite, à
proportion du reste de leur
corps; & lon tient mesme que
les Hommes, qui ont le Crane
fort grand, ne viuent pas tant
que ceux qui l'ont moindre.

La façon de porter le Corps,   8.
ainsi qu'il a esté dit cy dessus,
est celuy de tous les mouue-

mens qui sert le plus à la longue vie; où il est à remarquer,
que les Oyseaux de Riuiere
le portent comme le Cygne,
quand ils volent, & que tous
les autres en font de mesme,
mais auec vn mouuement de
Membres vn peu violent. Ce
qu'obseruent aussi les Poissons,
de la longue Vie desquels nous
n'auons gueres de certitude.

9. Tant plus les choses tardent
à croistre, & à paruenir à leur
perfection, tant plus elles sont
de longue durée; ce qui tesmoi-
gne, que les Periodes s'en font
par de plus grandes Circulations. Par où neantmoins ie
n'entends pas seulement parler

du simple accroiſſement , mais
encore des autres degrez de
Maturité; comme qui diroit
que la premiere choſe qui arriue à celuy qui eſt né, c'eſt d'a-
uoir des Dents , puis du Poil
aux parties honteuſes , & en
ſuitte de la Barbe.

Les moins farouches de tous 10
les Animaux , comme la Brebis , & la Colombe, ne viuent
pas long-temps; Car la Bile eſt
dãs le Corps cõme vne Queux,
& vn Aiguillon à pluſieurs
Fonctions.

Les Animaux qui ont la 11.
Chair blanche , viuent moins
que ceux qui l'ont noire. Car
cela ſignifie que le ſuc du Corps

est plus ferme, & qu'il ne se dissipe pas si viste.

12. En toute chose corruptible, la Quantité sert beaucoup à la conseruation du Corps entier. Car le Feu, quand il est grand, en est plus lent à s'esteindre; Tant moins il y a d'Eau dans vn Vase, tant plus promptement elle s'éuapore; & le Trõc ne se desseiche pas si tost que la Branche. A raison de quoy, c'est vne Maxime generale, parlant des Especes, & non des Indiuidus, que tous les plus grãds Animaux viuent plus que les petits, si quelque autre puissante Cause n'y apporte de l'empeschement.

LA NOVRRITVRE,

Et de quoy les choses se nourrissent.

HISTOIRE.

LA Nourriture doit estre d'vne Substance simple, & d'vne Nature inferieure à la Chose nourrie. Les Plantes se nourrissent d'Eau & de Terre ; les Animaux de Plantes ; les Hommes d'Animaux (dont il y en a quantité de Carnassiers) & en partie de Plantes aussi. Où vous remarquerez pourtant, que les Hommes & les Bestes

Sur
l'Art.
4.
1.

qui viuent de chair, se peuuent difficilement nourrir de Plantes seules. Il n'est pas incompatible encore, que par vn long vsage les Fruits, & les Semances cuites ne puissent seruir à la Nourriture, mais nullement les fueilles des Plantes, non plus que les Herbes cruës. Dequoy nous auons l'Experience en la façon de viure des Religieux Fueillantins.

2. Mais la trop grande Proximité, ou, s'il faut vser de ce mot, la *Consubstantialité* de l'Aliment, à l'égard du Corps qui le prend, ne reüssit pas. Car les Bestes qui se nourrissent d'Herbes, ne touchent point à la Chair; Mesme parmy les plus carnassieres, il y en a fort peu qui mangent de celle de leur propre Espece: car quant aux *An-*

tropophages, ou Mangeurs-d'Hō-
mes, ils ne commencerent à viure
de Chair humaine, que depuis
qu'ils le firent, pour se vanger de
leurs Ennemis, ou que par vne
execrable coustume, ils se porte-
tent d'eux-mesmes à cét Appetit
dénaturé. I'adjouste à cela que les
Terres ne sont pas heureusement
ensemancées du mesme grain
qu'elles ont produit ; & que ce
n'est pas aussi l'ordre d'enter des
Greffes dans leur propre Tronc.

Tant plus l'Aliment est bien
preparé, tant plus il approche de
la Substance de la chose nourrie ;
Et pareillement plus les Plantes
sont fertiles, & plus les Animaux
sont gras. A quoy se rapporte
qu'vn Arbrisseau planté en terre,
ne s'y nourrit pas si bien, qu'vn re-

jetton que l'on ente en vn Tronc
conforme à ſa Nature, où il trouue vn Aliment qui luy eſt propre,
& tout digeré. Comme encore,
que la Semance de l'Oignon iet-
tée en terre, ne produit pas vne ſi
grande Plante, que ſi elle eſt miſe
dans vn autre Oignon iuſques à ſa
Racine. Dauantage, l'Experiéce a
fait voir depuis peu, que les Greffes des Arbres ſauuages, comme
de l'Ormeau, du Cheſne, du Freſne, & de leurs ſemblables, entées
ſur leurs troncs, portent de plus
grandes Fueilles, que ne font les
Scions, qui viennent d'eux-meſ-
me, & ſans eſtre entez. La Chair
cruë n'eſt pas ſi bonne pour la
Nourriture de l'Homme, que la
cuite ou la roſtie.

4.   Les Animaux ſont nourris par
la

la Bouche, les Plantes par les Racines, le Fruit du Ventre par le
Nombril, & les Oyseaux pour vn
peu de temps du moyeu de leurs
Oeufs, dont on trouue vne partie dans leur Bec, mesme apres
qu'ils sont éclos.

    Tout Aliment est porté du
Centre à la Circonference, ou du
Dedans au Dehors ; Où toutesfois il faut remarquer, que les Arbres & les Plantes se nourrissent
plutost par leur Escorce que par
leur Mouëlle, ny que par leurs
Parties internes. Car il se void par
exemple, que si vous les dépoüil-
lez en partie de leur Escorce, vous
les faites mourir. Mais quant au
Sang qui est dans les veines des
Animaux, il ne nourrit pas moins
la Chair de dessous, que celle qui

G

est au dessus, & à l'entour d'elles.

6. En toute Nourriture il y a double Action, à sçauoir l'Expulsion, & l'Atraction ; dont la premiere procede de la Fonction interieure, & l'autre de l'exterieure.

7. Les Vegetaux conuertissent simplement en leur Substance les Alimens qu'ils prennent, sans *Accroissement aucun : Car les Gommes, & les Resines se peuuent plutost appeller Sur-abondances, & Superfluitez, qu'Excroissances ; Ou si vous voulez nommez-les encore des Tumeurs ; Et les Tumeurs que sont elles autre chose que des Maladies ? Or pource que la Substance des Animaux n'est proprement susceptible que de son semblable ; De là vient que dédaignant de se

* Ou', Excroiſſance, ſi on pouuoit vſer de ce mot.

ioindre à dés choſes, qui luy ſont eſtrangeres, elle les rejette comme inutiles, pour s'incorporer à celles qui luy peuuent eſtre proffitables.

Il y a dequoy s'eſtonner de ce 8. que l'Aliment, qui produit quel-ques-fois tant de Fruicts, eſt con-traint de paſſer par de ſi eſtroicts conduits, comme ſont ceux de leur queuë, ny en ayant preſque point qui n'en ait vne.

Les ſemences des Animaux ne 9. reçoiuent point de Nourriture, ſi elles ne ſont recentes. Mais celles des Plantes en prennent vne de longue durée: les Arbriſſeaux non plus ne germēt point que par des Greffes nouuelles, & nouuellemēt entées ; Et leurs Racines meſmes neVegetent pas long-temps, ſi on ne les couure de terre.

10. En tous Animaux il y a diuers degrez de Nourriture, conformément à leur Aage. Le suc que tire le Fruict du Ventre de sa Mere; suffit pour sa nourriture. Il se suftante de laict, incontinent apres sa Naissance. Il boit & mange, estant deuenu plus grand; Et lors qu'l commence à vieillir, les viandes les plus solides, & de meilleur goust, sont celles qu'il ayme.

Aduertissemét *La principale chose dont il se faut souuenir icy, c'est de rechercher soigneusement, si la Nourriture ne se peut point insinuër par dehors, ou du moins autrement que par la Bouche. L'on ordonne de se baigner dans du Laict à ceux qui sont en chartre, ou Ethiques; Et quelques Medecins mesme sont d'opinion que les Clyste-*

res peuuent seruir d'vne maniere
d'Aliment. Dequoy, ce me semble,
l'Experience seroit tres-vtile. Car si
la Nourriture se pouuoit prendre
par dehors, ou par autre voye que
celle de l'Estomach, les Vieillards
pourroient par ce moyen suppléer à
leur indigestion, & ainsi se restablir
entierement.

LA LONGVE ET LA
courte Vie en l'Homme.

HISTOIRE.

LA Saincte Escriture rapporte,
qu'auant le Deluge les Hommes viuoient plusieurs centaines
d'Années; & toutesfois on ne trouue point qu'aucun des Peres ayt

Sur
l'Art.
5. 6. 7. 8.
9. & 11.

I.

G iij

vescu iusques à mille ans. On ne
peut pas attribuer cette longueur
de Vie à la Grace, ou à la Saincte
Lignée; veu que durant le Deluge
on comptoit desià vnze Genera-
tions de Peres, & huict seulement
des fils d'Adam, depuis Cain; De
sorte que la Generation de Cain
semble auoir duré bien dauantage. Or incontinent apres le Deluge, cette longue Vie fust retran-
chée de la moitié en ceux qui vin-
rent en suitte: Car Noé, qui estoit
nay auparauant, vescut autant
que ses Peres, & Sem paruint iusques à six cents ans. Mais apres
la troisiesme Generation depuis
le Deluge, la Vie des hommes fut
reduite à la quatriesme partie du
premier Aage, à sçauoir à deux
cents ans.

Abraham vefcut cent feptante cinq ans, durant lefquels il fe fift efgalement admirer, & pour fes heureux fuccez, & pour la grandeur de fon Courage. Ifaac, cent quatre-vingts, Homme chafte, & de vie pacifique. Mais Iacob, apres auoir eu plufieurs Enfans, fouffert de grandes incommoditez, & donné des preuues éuidentes de fon adreffe, de fon Acortife, & de fa Patience, mourut à l'âge de quatre-vingts fept ans ; Et Ifmaël, Homme nay à la Guerre, en vefcut cent trente fept. Mais Sara, qui eft la feule de fon Sexe, de l'âge de laquelle il eft fait mention, mourut âgée de cent vingt fept ans, Dame belle & magnanime, bonne Mere, & bonne Femme enfemble; non moins recommandable pour ſa Franchiſe, que pour ſon Obeyſſance enuers ſon Mary.

3.   Ioſeph, aduiſé au poſſible, & grand Politique, infortuné en ſa premiere ieuneſſe, mais depuis extrémement heureux, fut dans le monde cent & dix ans; Et Leui ſon Aiſné, cent trente-ſept; perſonnage vindicatif, & d'humeur à ne rien ſouffrir. Son Fils dura preſque autant que luy, comme auſſi ſon Neueu, Pere d'Aaron, & de Moyſe.

4.   Moyſe, Homme courageux, bien que fort doux, & vn peu Begue, paruint iuſques à ſix vingts ans : Et toutesfois il a dit en vn Pſeaume qu'il a fait, Que la Vie des Hommes n'eſtoit que de ſoixante-dix années, & de ceux do

la meilleure constitution, de quatre-vingts au plus : Mais ce terme
dure encore auiourd'huy, comme
il se voit par espreuue. Aaron
prompt à parler, facile en ses
mœurs, vn peu inconstant, & plus
âgé de trois ans que son Frere,
mourut à mesme temps que luy.
Mais Phineas, Nepueu d'Aaron,
vescut trois cens ans, par vne Grace extraordinaire, s'il est vray que
la Guerre des Israëlites, contre la
Tribu de Benjamin, ait esté faite
en la mesme suitte des Temps, ra-
portée dans l'Histoire, qui dit que
Phineas, persónage des plus zelez,
fut consulté en cette expedition.

Iosué, grand Homme de Guerre, & qui fut heureux en toutes
ses Entreprises, arriua iusques à
cent & dix années. Caleb estoit

de son temps, & leurs deux Aages
aussi furent d'esgale durée. Apres
la deffaicte des Moabites, la Terre
Saincte jouyst d'vne plaine Paix
par l'espace de quatre-vingts ans,
sous le Gouuernement du Iuge
Ehud, qui en vescut cét du moins;
auecque reputation d'estre Hardy, Courageux, & tousiours prest
à se dévouër, comme vne Victi-
me, pour le salut de son Peuple.

6.   Iob, Homme, d'Estat, Eloquent,
& parfait Exemple de Patience; apres auoir esté restably en sa
premiere prosperité, & s'estre veu
auant ses Afflictions en vn âge auquel il auoit des Fils qui estoient
hommes faicts, paruint à cent quarante années; Et le Prestre Eli en
vescut iusques à nonante-huict,
Homme replet de Corps, paisible

d'Esprit , & grandement indul-
gent aux siens.

Le Prophete Elisée semble auoir
passé cent ans, par des Conjectures qu'on a , qu'il en vescut soixante, apres l'Assomption d'Elie,
& que desia de ce temps-là il étoit
si vieil, que les enfans l'appelloient
par mocquerie, *Veau Chauue*. Il
estoit au reste d'humeur agissante; Seuere au possible, Austere en
sa Vie , & qui mesprisoit les Richesses. Il est vray-semblable encore qu'Isaye ne vescut pas moins
qu'Elizée: Car on trouue qu'il fist
profession de Prophetie l'espace
de soixante-dix ans. Mais on n'est
pas asseuré du temps qu'il com-
mença de Prophetiser, ni de celui
qu'il mourut. Il estoit merueilleusement Eloquent , & *Prophete*

Euangelizant, promis de Dieu dãs le Nouueau Teſtament, & comparé à vne Outre pleine de vin doux.

8. Le vieil Tobie veſcut cent cinquante-huict ans; & le ieune cent vingt-ſept; Hommes miſericordieux, & grands Aumoſniers. Il ſemble auſſi qu'au temps de la Captiuité, pluſieurs d'entre les Iuifs retournez deBabylone, ioüyrent d'vne fort longue vie. Car on dit qu'apres ſoixante & dix ans, venant à ſe reſſouuenir de l'vn & de l'autre Temple, ils en pleurerét le Changement, & la grande difference. Pluſieurs ſiecles apres, noſtre Sauueur eſtant venu au Monde, le bon Simeon plein d'eſperance & d'attente, ſe trouua dans l'âge de quatre-vingts dix Années;

Et en ce mesme temps Anne la
Prophetesse prolongea ses iours
au de-là de cent Ans, dont elle en
demeura sept mariée, & Veufue
quatre-vingts quatre; ausquels il
faut adiouster ceux de sa Virgini-
té, & ceux qui suiuirent la Prophetie qu'elle rendit de nostre Sauueur. Ce fut vne sainte Femme, &
qui passa toute sa vie dans les prieres, & les Abstinences.

Ce que les Autheurs Payens rapportent touchant la longue Vie
des Hommes, est fort suspect de
Mensonge, soit à raison des Fables
dont on a coustume de remplir
ces sortes de Narrations, soit à cause de l'erreur qui se commet d'ordinaire dans la supputation des
années. Ie commenceray par les
Egyptiens, chez lesquels il ne se

trouué rien fur cette Matiere, qui foit remarquable, & digne d'eftre tranfmis à la Pofterité; puis qu'il eft certain que ceux de leurs Roys qui ont le plus regné, n'ont point paffé la cinquantiefme, ou la cinquante cinquiefme année de leur vie. Ce qui doit eftre conté pour rien, veu qu'en ces derniers temps c'eft chofe commune d'en voir plufieurs qui viuent autant. Pour ce qui eft des Roys d'Arcadie, la Fable leur attribuë vne vie fort longue ; & poffible n'eft-ce pas fans quelque fondement, eftant veritable qu'en cette Contrée Paftorale & montagneufe, l'Air n'y eft pas moins pur, que la Nourriiure y eft bonne. Mais côme l'ancien Pan a toufiours efté le Dieu tutelaire de certe belle Contrée, il

se peut faire auſſi que toutes les
choſes qui la regardent, ont eſté
comme Paniques, vaines, & Fa-
buleuſes.

Numa, Roy des Romains, Prin- 10
ce Pacifique, Speculatif, & attaché
à la Religion, ne mourut qu'à l'â-
ge de quatre vingts ans; & il ſe ve-
rifiera que M. Valere Coruin en
veſcut cent, ſi l'on en mét quarante ſix entre ſon premier, & ſon ſi-
xieſme Conſulat. Il fut des plus
Illuſtres de ſon temps, Vaillant,
Agguerry, Populaire, Affable, &
touſiours traitté fauorablement
de la Fortune.

Solon, Legiſlateur Athenien, du 11.
nombre des ſept Sages de Grece,
paſſa l'âge de quatre-vingts ans;
Homme magnanime, Courtois,
gran ement affectionné à ſa Pa-

trie ; Et auec cela versé en toute
sorte de sciences. Il se portoit d'inclination à gouster les plaisirs de
la vie, & se traittoit delicatement.
Epimenides de Crete, eut l'aduantage de viure cent cinquante sept
ans, & ce qui est prodigieux, c'est
qu'on dit, qu'il en passa cinquan-
te-sept dans vne Cauerne. Vn demy siecle apres, Xenophanes de
Colophone, vescut cent deux années, & encore plus. Car ayant
quitté son pays à vingt-cinq ans,
il en employa soixante quinze à
voyager, & cela fait il se retira;
mais on ne sçait pas combien de
temps il fut sur terre apres son re-
tour. C'estoit vn homme aussi esloigné du bon sens par ses erreurs,
qu'il l'estoit de son pays par ses
voyages: Car au lieu de Xenophanes,

nes, il fut appellé Xenomanez, à cauſe de l'extrauagance de ſes opinions. Auſſi auoit-il vn eſprit vaſte, & qui ne reſpiroit rien que d'infiny.

Anacreon, Poëte laſcif, voluptueux, & tres-grand Beuueur, veſcut plus de quatre-vingts ans, & Pindare Thebain, vn peu moins. * C'eſtoit vn Eſprit ſublime, fort adonné au Culte des Dieux, & qui ſe plaiſoit à parſemer ſes Eſcrits de Nouueautez agreables. Sophocle l'Athenien l'eſgala en nombre d'années. Sa façon d'écrire eſtoit releuée, comme il ſe voit par ſes Oeuures; & ſa paſſion pour la Poëſie ſi grande, & ſi ardente, qu'elle luy faiſoit oublier ſes affaires domeſtiques.

La vie d'Artaxerces Roy de Per-
H

12.

* à ſçauoir 8. ans cóplets.

13.

se, fut de quatre-vingts quatorze ans. Il estoit homme d'esprit stupide, ennemy des grands soins, amy de la Gloire, & par dessus tout de l'Oysiueté. Le mesme siecle se fit remarquer encore par le grand aage d'Agesilaus, Roy de Lacedemone, * Prince qui par sa grande science, sembloit estre vn Philosophe parmy les Roys; mais neantmoins fort Ambitieux, grand Capitaine, & dans la Profession des Armes, aussi capable d'entreprendre, qu'il estoit vaillant & habile à executer.

qui vescut 84. ans.

14. Gorgias Leontin vescut cent & huit ans, celebre Rethoricien, qui se picquoit de Prudence; qui dans ses Voyages se peina beaucoup à instruyre la Ieunesse, pour de l'argent, & qui dit vn peu deuant que de mourir, *Qu'il n'auoit point de*

reproche à faire à la *Vieillesse*. Protagoras. Abderite, qui ne se plaisoit pas moins à voyager que Gorgias, & qui estant Rethoricien comme luy, en alloit monstrant les Preceptes de Ville en Ville, quoy qu'il ne fit pas tant profession d'enseigner l'*Encyclopedie* que la Politique, mourut aagé de cent huict ans, & Isocrate l'Athenien, de quatre vingts dix-huict. Il fut Orateur pareillement, mais si peu ambitieux, que fuyant la lumiere du Barreau, il ne bougeoit de sa Maison, où il tenoit Eschole ouuerte aux Gens desireux d'apprendre. Democrite, de la ville d'Abdere, alla iusques à 109. ans ; grand Philosophe & vray Phisicien, si iamais quelqu'vn des Grecs le fust. Il ayma fort à voir le Monde,

pour contenter ſa curioſité, mais
encore plus à rechercher les ſecrets
de la Nature, & à faire diuerſes experiences de ſes Merueilles; d'où
vient qu'Ariſtote luy reproche
d'eſtre plutoſt Sectateur des Si-
militudes, qu'Obſeruateur des
loix de la diſpute.

15.   Diogene Sinopean, quoy qu'in-
different, & ſale au poſſible en ſa
nourriture, ne laiſſa pas de viure
quatre-vingts dix ans, durant leſquels il fit gloire d'eſtre libre auec
tout le monde, Imperieux enuers
ſoy-meſme, & patient plus qu'on
ne ſçauroit croire. Zenon Citti-
que, fut cétenaire, à deux ans prés;
Il auoit le Courage grand; l'Humeur portée à deſdaigner les ſen-
timens qui choquoiét les ſiens, &
vne viuacité d'Eſprit ſi admirable,

que sans estre importune ny fas-
cheuse, elle gagnoit plustost les
cœurs, qu'elle ne les attachoit; qualité qui fut depuis attribuée auec
admiratiõ au philosophe Seneque.

Platon Athenien finit ses iours 16.
au bout de quatre-vingts & vn an;
Personnage magnanime, mais
trop amy du Repos & de la Solitude; sublime en la Contemplation, Imaginatif, Agreable, doux,
poly en ses Mœurs; & toutesfois
plus paisible que gay en son humeur; y ayant en luy ie ne sçay
quoy de Majestueux, qui faisoit
remarquer à tous la merueilleuse
moderation de son Ame. Theophraste Ethesien, paruint à l'an de
son aage, quatre vingts cinq, apres
s'estre fait admirer d'vn chacun,
autant par la douceur de son élo-

quence, que par la diuersité des belles matieres dont il sçauoit faire choix. Car il ne prenoit de la Philosophie que les choses les plus agreables, sans toucher à celles qui n'apportent d'ordinaire que du dégoust & de la côtention. Long-temps apres Theophraste, prolongea ses iours de mesme que luy, le sçauant Carneades Cyreneen, qui par les merueilleux charmes de son bien-dire, ioints à l'agréemét qu'il apportoit au recit des belles choses dont il auoit connoissance, ne plaisoit pas moins aux autres qu'à soy-mesme. A quoy i'adiouste, que du viuant de Ciceron, Orbilius, qui n'estoit ny Philosophe, ny Rethoricien, mais seulement Grammairien, vescut pres de cent ans, ayant esté premierement

Soldat, puis Maiſtre d'Eſcole; auſſi picquant de la Langue que de la
plume, & grandement rude à ſes
Diſciples.

Quintus Fabius Maximus fut 17
Augur l'eſpace de ſoixante-trois
ans. Ce qui prouue vray-ſembla-
blement qu'il en veſcut plus de
quatre-vingts, quoy qu'il ſoit vray
qu'en la Charge qu'il exerçoit, on
conſideroit plus la Nobleſſe que
l'aage. Il eſtoit ſoigneux de s'accommoder au Temps; plein de
Prudence, d'vne humeur ſeuere, &
moderé en toutes les parties de ſa
vie, qu'il temperoit, d'vne douceur
agreable. Maſſiniſſa, Roy des Nu-
mides, paſſa quatrevingts dix ans,
& euſt vn fils l'an 84. de ſon âge.
Il eſtoit homme agiſſant au poſſible; qui ſe fioit grandement à la

Fortune; qui esprouua quantité d'Accidens, & de Reuolutions en sa Ieunesse, & qui iouyt le reste de ses Iours d'vne felicité constante & perpetuelle.

18.
Marcus Porcius.
M. P. * Caton, paruint au delà de quatre-vingts dix ans; & par son austere façon de viure, donna sujet à plusieurs de dire de luy, qu'il auoit vn corps & vn courage de fer; estant au reste querelleux, vindicatif, pointilleux; & de plus, non seulement adonné à l'Agriculture, mais encore à la Medecine, pour son vsage, & de sa Famille.

19.
Terence, Femme de Ciceron, vescut cent trois ans, ayant eu durant sa vie beaucoup de trauerses & d'afflictions; premierement de l'Exil de son Mary, puis de son

Diuorce, & enfin du dernier mal-
heur qui luy arriua. Il y a grande
apparence que la vie de Luceja fut
extrémement longue. Car on dit
que par l'espace de cent ans tous
entiers, elle fist le Mestier de Comedienne, & representa premierement sur le Theatre, comme il
est croyable, le Personnage de Fille, puis celuy de Vieille. Galeria
Copiola, Boufonne, & Baladine
ensemble, fut introduite aux Ieux
publics, pour y faire son apprétis-
sage. L'on ne sçait pas en quelle
année de son âge ce fut; mais il est
bien certain, que quatre-vingts
neuf ans apres, elle parût derechef,
à la Dedicace du Theatre de Pom-
pée; non pas comme vne simple Bouffonne; mais comme vn
Prodige de son siecle. Elle n'en

demeura pas là neantmoins, & fut
presentée pour la troisiesme fois,
aux Ieux qui furent voüez pour
la santé d'Auguste.

20   Il y eut vne autre Comedienne, inferieure à celle-cy en âge,
mais plus releuée en dignité, qui
vescut presque quatre-vingts dix
ans. Ce fut Liuie Iulie, Femme de
Cesar Auguste, Mere de Tibere.
Car si la Vie d'Auguste fust vne
Comedie, ce qu'il tascha de persuader luy-mesme, lors qu'estant
malade dans le Lict, il voulut
qu'apres qu'il auroit rendu l'Ame,
ses Amys luy donnassent des ap-
plaudissemens ; Il est à croire de
mesme, que l'Imperatrice Liuie
fut vne excellente Comedienne,
puis qu'elle ioüa si bien deux dif-
ferents Personnages durant sa vie,

l'vn auec son Mary, par son obeïs-
sance, & l'autre auecque son Fils,
par l'Ascendant & l'authorité
qu'elle sçeut prendre sur luy. C'e-
stoit au reste vne Princesse Maje-
stueuse, mais de belle humeur, a-
gissante dans les affaires, & ialouse au dernier point, de la côserua-
tion de sa Puissance. Iunia, Femme de Cassius, & sœur de Brutus,
fut aussi nonagenaire, ayant vescu
soixante ans, apres la bataille Phi-
lipique; Dame magnanine, abon-
dante en richesses; mais dans vn
long vefuage, affligée de la perte
de son Mary, & de ses plus pro-
ches; sans que neantmoins ces trauerses domestiques diminuassent
en rien les respects, & les hon-
neurs legitimes, qu'on luy auoit
toufiours rendus.

21.   L'An de noſtre Seigneur, ſep-
tante-ſix, eſt fort memorable. Ce
fut ſous le Regne de Veſpaſian, où
ſe trouuerent comme des Faſtes
de ceux dont la vie fut en ce tẽps-
là beaucoup plus longue, qu'elle
n'eſt d'ordinaire. Car ceſte meſme année il en fut fait vn Dénombrement, qu'on ne ſçauroit mettre en doute, authoriſé comme il
eſt, de l'Informaton, & de la Cre-
ance publique. Alors en cette partie de l'Italie, qui eſt entre le Pau,
& l'Appennin, il ſe trouua cent
vingt-quatre hommes, cinquante
quatre deſquels eſtoient morts â-
gez de cent ans; cinquante-ſept
autres, qui en auoient veſcu cent-
dix. Deux autres cent vingt-cinq.
Quatre autres, cent trente. Quatre autres, cent trente-cinq, ou

trente sept; & trois autres cent-
quarante.

Outre ceux-cy, la ville de Parme 22.
en donna cinq, trois desquels alle-
rent iusques à six-vingts ans, & les
deux autres à cent trente. Bruxel-
les en eut vn de cent vingt-cinq
ans. Plaisance, vn autre de cent-
trente & vn. Faence, vne Femme
de cent trente-deux; Et en vn
Bourg nommé Vede, proche
des Collines de Plaisance, furent
remarquables dix Hommes, six
desquels vescurent cent dix ans,
& les quatre autres, six-vingts. A
quoy i'adiouste pour conclusion,
qu'il se trouua dans Arimini, vn
certain Aponius, âgé de cent cinquante ans.

Pour ne me rendre importun, par Aduer-
vn trop long dénombrement des tissemēt

Hommes de longue Vie, i'ay iugé à propos de n'en mettre icy aucun, tant de ceux que i'ay desia rapportez, que des autres, dont il sera parlé cy-apres, qui ait vescu moins de quatre vingts ans. Surquoy ie me suis aduisé de donner à châcun son Eloge, ou son Caractere en peu de paroles. Mais de telle sorte, qu'on en pût tirer des Coniectures d'vne longue Vie ; à laquelle l'Education, les Mœurs, & la Fortune, contribuent beaucoup. Où il faut cõsiderer encore, que parmy les hommes, les vns sont la pluspart du temps obligez de leurs longues années, à leur bonne constitution, & les autres à leur Sobrieté, ou si vous voulez à leur bon regime de Viure, quoy qu'ils soient valetudinaires, & foibles de leur Nature.

Dans toute la liste des Empe-

reurs, tant Grecs que Romains
ny mesme dans celle des Princes
qui ont tenu le Sceptre des Gaules
& de la Germanie; Parmi deux cés
il ne s'en trouue que quatre, qui
ayent atteint quatre-vingts ans;
Ausquels il faut adiouster les deux
premiers Empereurs, Auguste, &
Tibere; dont l'vn vescut soixante seize ans, l'autre soixante dix-
huict, & possible qu'ils fussent al-
lez iusques à quatrevingts, s'il eust
pleu à Cajus & à Liuie. Auguste
estoit d'vn naturel doux, moderé,
en ses entreprises, prompt à les
executer, & d'ailleurs d'humeur
agreable; paisible en ses Mœurs,
sobre en sa façon de viure, mais
trop sujet aux Femmes, & tres-
heureux en toutes choses. Il eust
en l'âge de trente ans, vne si gran-

de, & si dangereuse Maladie, que tout le Monde en desesperoit. Mais Musa son Medecin ordinaire, voyant que les autres ne l'auoient pû guerir par des medicaments chauds, le guerit par des remedes contraires; & il est vray-semblable que cela seruit à le faire viure plus long-temps. Tibere le passa de deux années, * *Homme* qu'Auguste disoit *auoir les Ma-choires pesantes* ; pource qu'enco-re qu'il parlast fortement , il e-stoit lent neantmoins en tous ses discours, comme en ses Mœurs; Cruel, Sanguinaire, grand Beu-ueur, & qui croyoit faire Diette, quand il voyoit par excez des Femmes; Ce qui n'empeschoit pas pourtant, qu'il ne fut d'ailleurs fort bon Mesnager de sa Santé; si bien

* pour a-uoir ves-cu 78.ans

bien qu'il auoit accoustumé de dire, *Qu'il falloit tenir pour Fol, celuy
qui au delà de trente-ans de son âge,
appelloit les Medecins pour les con-
sulter.*

Le vieil Gordien vescut quatre-
vingts ans; Et toutes-fois bien à
peine auoit-il gousté de l'Empire,
qu'il mourut de mort violente;
Prince Magnanime, Splendide,
Sçauant, Poëte, Orateur, tres-é-
gal en sa façon de viure, & qui se
pût dire heureux auant sa mort.
Valerien auoit soixante-seize ans,
lors que Sapor Roy des Perses, le
fit Prisonnier de Guerre, & depuis
apres vne captiuité de sept années,
qu'il passa parmy les outrages &
les indignitez, il fut contraint de
ceder à sa mauuaise Fortune, qui
rendit Tragique le dernier Acte

I

de sa vie : Que s'il faut parler sainement de luy, ce ne sera point l'offenser, que d'appeller sa reputation iniuste en matiere de courage, puis qu'en effet, il n'en auoit point. Anaste, surnommé *Dicorus*, Prince d'esprit tranquille, mais de petit cœur, superstitieux, & timide, se vid âgé de quatre-vingts huit ans : Et Anicius Iustinien, de quatre-vingts treize, Homme affamé de Gloire, paresseux & pesant de sa personne ; celebre par la valeur, & par la prudence de ses Capitaines; Mais Esclaue de sa féme, & trop facile à se laisser mener par autruy. Helene, Angloise de nation, Mere de Constantin le Grand, paruint à quatre-vingts ans; Dame magnanime, & toûjours heureuse, sans se mesler ia-

mais d'aucune affaire d'Estat;
ayât le Cœur entierement attaché,
non pas au Gouuernement de son
Fils, ny de son Mary, mais à la Religion seule, & aux exercices de
Pieté. L'Imperatrice Theodore,
sœur de Zoës, Femme de Mono-
maches, & qui regna toute seule
apres sa mort, passa l'âge de 84 années, tousiours agissante. Ialouse
du Commandement, heureuse,
mais plus credule qu'il ne falloit,
pour sa trop grande prosperité.

Ie passeray maintenant des Se-
culiers aux Princes Ecclesiastiques.
L'Apostre Sainct Iean, le bien-ay-
mé Disciple de Iesus-Christ, vescut
quatre-vingts treize ans, tres-par-
faictement representé par la Figure d'vn Aigle, ne respirant rien que
de Diuin, & tel qu'vn Ange Sera-

phique parmy les Apoſtres, pour
la grãde ferueur de ſa Charité. L'E-
uangeliſte Saint Luc, Eloquent au
poſſible, grand Voyageur, Medecin, & Compagnon inſeparable
d'auecque Sainct Paul, fut ſur la
terre quatre-vingts quatre ans.
Mais Simeon Cleophas, ſurnommé
le Frere de noſtre Seigneur, & qui
fut Eueſque de Hieruſalem, arriua
iuſques à ſix-vingts ans. Il mourut
martyr, couronnant toutes ſes bonnes Oeuures d'vne preuue indubitable de Conſtance, & de grãn-
deur de Courage. Polycarpe, Diſ-
ciple des Apoſtres, Eueſque de
Smyrne, ſuiuãt les coniectures que
nous en auons, eſtendiſt au de-là
de cent ans le cours de ſa vie, que le
Martyre abregea. Il fut Homme de
grand Cœur, d'vne Patience He-

roïque, & Inuincible à la peine.
Denis Areopagite, Contemporain
de Sainct Paul, semble auoir vescu
quatre-vingts dix ans. Il merita le
nom d'*Oyseau du Ciel*, pour sa sublime Theologie; & ne fut pas
moins insigne en la Vie Actiue,
qu'en la Contemplatiue. Aquila &
Priscilla, premierement hostesses
de l'Illustre Sainct Paul l'Apostre;
puis ses Coadjutrices, passerét plus
de cent ans dans vn Mariage heureux & celebre; apres auoir suruesc-
çu à Xiste premier; Noble & Illustre Couple, adõné à toutes sortes
d'Actions charitables, & à qui
parmy les grãdes Cõsolations que
receuoient les premiers. Fõdateurs
de l'Eglise, tout le bon-heur qui
se peut trouuer parmy des Personnes mariées, fut octroyé du Ciel,

I iij

pour vne tres-juste recompése de
leur Vertu mutuelle. Sainct Paul
l'Hermite vescut cent treize-ans;
mais ce fut si sobrement dans le
Desert, & d'vne façon si austere,
qu'elle semble auoir esté au de-là
des forces humaines. Or quoy que
pour n'estre pas ignorant, il pût se
préualoir de ce qu'il sçauoit, & enseigner les autres; si est-ce qu'il bor-
na toute son estude à s'entretenir
soy-mesme, par des Soliloques, des
Meditations, & des Prieres continuelles. Sainct Anthoine, premier
Instituteur, ou selon quelques-vns,
Reformateur des Cœnobites, ac-
complit le nombre de cent cinq
années. Il estoit Deuot, & Con-
templatif, sans qu'il fut pourtant
inutile aux affaires du Monde. Les
Abstinences, & les Austeritez

estoiét son entretien ordinaire dãs
vne glorieuse Solitude, où mesme
l'on pouuoit dire de luy, qu'il n'e-
stoit pas sans commandement.
Car il auoit sous sa Discipline vn
grand nombre de bons Religieux,
qui se regloient par son Exemple;
Outre que les Chrestiens & les Philosophes de son siecle l'allant visi-
ter en foule, le consideroient cóme
vne viuante Image de toutes sortes de Vertus, & luy rédoient mesme vne maniere d'Adoration. S.
Athanase mourut au dessus de quatre-vingts ans; tousiours armé de
constance, tousiours Maistre de sa
renommée, & tousiours inébran-
lable aux secousses de la Fortune. Il
estoit de plus, libre & hardy enuers
les Grands, affable aux petits; &
dans les contrastes, s'il en arriuoit

I iiij

quelqu'vn, non moins Courageux,
qu'adroit & habile à les surmon-
ter. Plusieurs ont fait de quatre-
vingts dix ans la vie de S. Hierof-
me; & ie m'accõmode tres-volon-
tiers à leur opinion. Il auoit vne
Plume infatigable, vne Eloquence
virile, & vne admirable connoiffance des Langues & des Sciences.
Il eftoit auec cela grãd Voyageur,
mais trop auftere fur fa vieilleffe.
Tant qu'il vefcut en Homme priué, il eut le Cœur haut, & fit efclat-
ter de toutes parts, malgré les tenebres, la lumiere de fon Nom, &
de fon Efprit.

Pour le regard des Papes, l'on
en cõpte deux cens quarante-vn;
& dans ce grand nombre, cinq feulement, qui ont vêcu ou paffé quatre-vingts ans. Il eft vray que la

prerogatiue du Martyre a racour-
cy la vie de plusieurs d'entre les
premiers. Iean vingt-troisiesme
cessa de viure l'an 90. de son Aage.
Esprit inquiet, qui aymoit les nouueautez, & les changemens des
choses, tantost en pis, & tantost en
mieux: mais qui se plaisoit sur tout
à Thesaurizer, & à remplir ses Cof-
fres. Gregoire douziesme, ayant
esté crée Pape deuát le Schisme, &
comme dans vn Interregne, mourut à quatre-vingts dix ans. Nous
ne trouuons rien de luy que nous
puissions remarquer icy, à cause de
la courte durée de son Pontificat.
Paul troisiesme sortit du Monde,
apres y auoir esté 91. an. Il estoit
d'vne grande moderatió d'Esprit,
tres-bon Conseiller, sçauant Astro-
logue, soigneux de sa santé, & à

l'exemple de l'ancien Prestre Ely,
tres-Indulgent à ses Domestiques.
Paul quatriesme auoit quatre-
vingts trois ans quand il mourut,
il laissa cette opinion de lui, d'estre
dè son naturel, rude, seuere, altier,
imperieux, prompt à s'emporter,
& qui parloit auec autant de facilité que d'éloquéce. Gregoire treiziesme vescut le mesme âge que
luy; Homme d'vne haute probité,
sain d'Esprit, & de corps, Excellét
Politique, moderé en toutes ses A-
ctions, & fort Charitable aux Pau-
ures.

Nous ferons le desnombrement
des autres dont nous auons à parler, sans obseruer aucun ordre;
pource que les choses que nous en
dirons nous semblent douteuses,
& moins remarquables que les

precedentes. Le Roy Argantho-
nius, qui tint le Sceptre des Gades
en Espagne, vescut cent trente ans;
ou selon l'opinion de quelques-
vns, cent-quarante, dont il en regna quatre-vingts, sans qu'il soit
parlé de ses mœurs, ny de sa maniere de viure. Cyniras Roy de Cypre,
ioüist des douceurs de la Vie par
l'espace de cent cinquante, ou selon quelques-vns, de cent soixante
ánnées, dans cette belle Isle, autresfois apellée l'Element des Delices
& des Plaisirs voluptueux. L'on dit
que de deux Princes Latins, Pere &
Fils, qui regnoient dans l'ancienne
Italie, l'vn vescut huit cens ans, &
l'autre six cens: mais cette belle relation vient de l'Eschole de certains Docteurs, que leur trop grande credulité, soit en cecy, soit en

autre chofe, rend tout à fait fuf-
pects de menfonge. L'on attribuë
à plufieurs Roys d'Arcadie d'auoir
vieilly iufques à trois cens ans;
Mais bien que l'air de cette Contrée foit affez propre à prolonger
la Vie, cela me femble pourtant tenir beaucoup plus de la Fable que
de l'Hiftoire. L'on dit qu'il y eut en
Illyrie vn certain Danfon, qui paruint à cinq cens ans, affranchy de
toutes les incommoditez dont la
Vieilleffe eft accompagnée. C'eft
l'opinion commune, que chez les
Epiens, dont le Pays fait vne partie de l'Italie, il s'eft trouué des perfonnes qui font arriuées à deux
cens ans, ou mefme beaucoup plus
auant; Et entr'autres vn certain Li-
torius, de taille de Geant, qui paffa
trois cents années. Sur le Sommet

du Mont Timoli, anciennement
appellé *Tempsi*, plusieurs de ses habitás y paruindrent à l'année cent
cinquantiesme de leur Aage. A
quoy l'on adiouste, que ceux de la
Secte des Esseens chez les Iuifs, viuoient d'ordinaire plus de cét ans;
auec apparence que cela procedoit
de ce qu'ils tenoient en leur façon
de viure le mesme regime que les
Disciples de Pithagore. Appollonius de Tyanée passa l'âge de cent
ans, & iouït d'vne fort belle, & fort
heureuse Vieillesse. Aussi à vray dire, c'estoit vn merueilleux Homme; tenu pour Diuin par les Payés,
& par les Chrestiens pour Enchâteur. Il viuoit à la maniere des Pythagoriciens; estoit grand Voyageur, celebre par tout le Monde, &
honoré comme vn Dieu. Toutesf

sur la fin de son aage il ne pût s'exé-
pter de la censure des Hommes, &
fut accusé de plusieurs crimes, dont
il se iustifia. Quant à sa longue Vie,
il ne la deuoit pas seulemēt à l'obseruation des Regles de Pythagore; mais à sa propre naissance, &
au sang dont il estoit sorty; l'Histoire faisant foy, que l'âge de son
Ayeul fut de six-vingts dix années
complettes. Il est indubitable encore, que Q. Metellus en vescut
cent, durant lesquels il exerça plusieurs fois fort heureusement la
Charge de Consul. Sur le declin de
son aage, il fut honoré de la Dignité de Souuerain Põtife; dont il
fit si bien les fonctions par l'espace
de vingt-ans, qu'il fut remarqué de
tous, qu'en prononçant les Vœux
en public, il n'hesitoit nullement

de la bouche; & trembloit encore
moins des mains, quand il faiſoit
les Sacrifices. On tient qu'Ap-
pius l'Aueugle, pouſſa bien auant
ſon âge, que neantmoius on ſçache au vray le nombre de ſes années.   Tout ce qu'on en peut dire,
eſt qu'il en paſſa la meilleure partie
priué de la lumiere du Iour, ſans
qu'il laiſſât pour cela de gouuer-
ner fort bien ſa Famille, voire meſme la Republique. En ſon extreſ-
me Vieilleſſe s'eſtant fait porter au
Senat dans vne Lictiere, il diſſuada
puiſſamment la Paix auecque Pyr-
rhus. Le commencement de la Ha-
rangue qu'il fit là-deſſus, eſt d'autant plus remarquable, que dans ſes
paroles ſemble reſpirer vne inuincible force d'Eſprit, & vne impe-
tuoſité de Courage, la plus grande

qui se puisse imaginer, *Messieurs*, leur dit-il; *Il y a desià plusieurs années que ie suporte mon Aueuglement, auec vne extréme impatience; Mais maintenant qu'on me vient dire que vous mettez en deliberation des choses hôteuses, ie voudrois estre Sourd aussi bien qu'Aueugle.* M. Perpenna mourut à quatre-vingts dix-huit ans, apres auoir suruescu à tous ceux qu'il auoit priez dans le Senat, de vouloir opiner, au temps qu'il estoit Consul, c'est à dire, à tous les Senateurs de son année; & mesme à ceux qu'estant Censeur, il auoit nommez à cette Charge eminéte* à la reserue de sept seulement. Hieron, Roy de Sicile, au temps de la secóde guerre Punique, vêcut bien pres de cér ans; personnage de grãde moderation, & en ses Mœurs, &

en sa

*de Senateur.

en sa façõ de viure. Il estoit de plus
fort adonné au culte dès Dieux, ardant à faire des Amis, jaloux de les
conseruer, Liberal, Magnifique, &
qui fut heureux tout le temps de sa
vie. Statilea, de noble Famille durāt
l'Empire de Claudius, vescut quatre vingts dixneuf ans; Clodia, fille
d'Opilius, cent & quinze; Xeno-
phile, ancien Philosophe, de la Se-
&te de Pythagore, cent & six ans,
dans vne saine & vigoureuse vieillesse, comme aussi dans vne grande reputation de Doctrine. On dit
que ceux de l'Isle de Corse viuoient
beaucoup autresfois, mais qu'auiourd'huy ils ne passent pas l'âge
ordinaire. Hippocrate, excellent
Medecin, authorisa & honora son
Art, par la longueur de sa vie, qui
fut de cent quatre années. Sa gran-

K

de Prudence adiousta beaucoup de prix à son merueilleux sçauoir. Mais il s'ocupoit sur tout aux Obseruations, & aux experiéces, qu'il faisoit de iour en iour, sans s'amuser aux Paroles, ny aux Methodes vulgaires, se proposant seulement le fonds de la Science, des Nerfs de laquelle il se fortifioit, & s'estudioit à les separer. Au temps de l'Empereur Adrian, le celebre Demonax, Philosophe, non seulement de Profession, mais aussi de Mœurs, n'alla pas loing de cent ans. Il estoit Hōme de grand Cœur, Maistre de soymesme, sans ostentation, accoustumé à mespriser les choses humaines; & auec cela, ciuil, courtois, & affable à tout le Monde. Vn iour comme ses Amis luy demādoient, de quelle façon il desiroit estre en-

terré, *Ne soyez point en peine de ce-*
la, leur respondist-il, *qu'il vous suffi-*
se que la Puanteur enseuelir a ma cha-
roigne: Surquoy detechef enquis
par eux-mesmes: s'il vouloit qu'on
l'exposast aux Chiens, & aux Oyseaux; *Pourquoy-non?* leur repartit-
il: *Puisque i'ay fait tout ce que i'ay pû,*
pour proffiter aux hommes durant ma
vie, quel mal y a-t'il qu'apres ma mort
ie fasse aussi quelque bien aux Bestes?
Il se raconte de certains Peuples
des Indes, autres-fois nommez
Pandores, qu'ils viuoient iusques à
deux cens ans: & ce qui me semble plus estrange, est, qu'en leur
enfance ils auoient les cheueux
blancs, & non pas en leur vieillesse.
C'est neantmoins vne chose assez
commune par tout le Monde, de
voir que les Enfans ont les Cheueux
K ij

blancs, & qu'ils se noircissent, à mesure qu'ils s'aduancent en âge. L'on
rapporte qu'en vne autre Contrée
des Indes, les habitans qui vsent du
Vin fait de Palmes, arriuent à cent
trente ans. Le Grammairien Eu-
phranor vieillit dans l'Eschole ; où
lors qu'il instruisoit la Ieunesse, il
auoit plus de cent ans. Le pere du
Poëte Ouide en vescut cent dix,
auec vne inclinatiõ bien differente
de celle de son Fils ; car pour le mé-
pris qu'il faisoit des Muses, il tâcha
le plus qu'il pût de le rebuter de la
poësie. Asinius Pollio, Fauory d'Auguste, Homme adonné au Luxe,
éloquent, studieux ; mais violent,
suberbe, cruel, & qui sembloit n'e-
stre né que pour soy, paruint au de-
là de cent ans, & Seneque iusques à
cent-quatorze; Ce qui me semble

pourtant estre esloigné de toute
apparence de verité : car tant s'en
faut qu'en son extréme vieillesse il
ait esté mis près de la personne de
Neron, pour en estre Precepteur,
qu'au contraire il eust vn assez lóg-
temps sous luy le maniment des
Affaires. Adioustez à cecy, qu'vn
peu auparauant, à sçauoir vers le milieu du Regne de Claudius, il fut en-
uoyé en exil, pour les Adulteres par
luy commis auec quelques Dames
Romaines. Ce qui ne luy fut pas
arriué sans doute, s'il eust esté aussi
âgé qu'on l'a fait. L'on tient par ie
ne sçay quelle tradition, fondée sur
l'opinion commune que *Iean des
Temps*, exceda le nombre de trois
cens années; Ce qui seroit miracu-
leux, s'il ne tenoit de la Fable. Il e-
stoit François de Nation, & porta

les Armes fous l'Empereur Charle-
magne. Gratius Aretin, Bifayeul de
Petrarque, ioüift d'vne parfaite fã-
té durant cent quatre ans, au bout
defquels il mourut, fentant fur la
fin le manquement de fes forces,
pluftoft que les Approches de la
Mort; Ce qui eft affeurément la
vraye Refolution, qui fe fait par la
Vieilleffe. Il s'eft trouué dans Ve-
nife quantité de perfonnes, & mefme des plus qualifiées qui ont vef-
çu fort long-temps. L'on met en ce
nombre François Donat, vn de fes
pucs; Thomas Contarin, Procu-
reur de Sainct Marc, & François
Molin, qui exerça cette mefme
Charge. Mais le plus remarquable
de tous, eft Cornare, quife voyant
toufiours maladif en fa Ieuneffe,
prit vn fi grand foing de fa fanté, &

vn Regime de viure si austere, qu'il
ne mangeoit, & ne beuuoit par
iour que iusques à vn certain poids
& vne certaine mesure. Tellemét
que ce soin regulier passa par la
coustume en Diete, & de la Diete,
en vne longueur de vie, qui le
maintint cent ans durant, & encore plus, dans vne entiere santé de
Corps & d'Esprit. Guillaume Po-
stel, François de Nation, & de nostre Siecle, vescut prés de six-vingts
ans, auecque tant de Vigueur, qu'il
n'estoit pas tout à fait blanc quand
il mourut, & auoit mesme le poil
de la moustache vn peu noir. Il e-
stoit grand Voyageur, & bon Ma-
thematicien; mais outre qu'il n'a-
uoit pas l'Esprit bien sain, ny assez
rassis, il estoit encore infecté d'He-
resie.

K iiij

20.   Ie croy que chez nous en Angleterre, il n'y a point de petite Ville
vn peu peuplée, où l'on ne trouue
quelque homme, ou quelque femme de l'âge de quatre-vingts ans. Il
n'y a pas long-temps, qu'au pays de
Hereford, durant les Ieux Floraux,
on fit vne Danse composée de huit
Hómes, l'âge desquels faisoit huit
cens ans, en adjouſtant aux vns ce
que les autres ſe trouuoient auoir
pardeſſus le nombre centenaire.

21.   Dans l'Hoſpital de Bethleem, fondé en vn des Faux-bourgs de Lon-
dres, pour l'entretenemĕt des Fols,
& des Phrenetiques, il s'eſt veu
ſouuent que la vie de la pluſpart
d'entr'eux a eſté fort longue.

22.   Quant à l'âge des Fées, & des Dé-
mons aëriens qu'on dit eſtre
mortels de Corps, mais de tres-lon-

gue durée, ce que non seulement
la Superstition, & la credulité des
Anciens, mais aussi celle de quelques Modernes, voudroit faire
passer pour veritable, nous le mettons au nombre des Songes, & des
Fables; veu principalement, que ny
la Philosophie, ny la Religion, ne
demeurent point d'accord de cela.
C'est icy toute l'Histoire de la longue vie en l'Homme, au regard des
Indiuidus, ou des choses qui en ap-
prochent le plus. Nous passerons
maintenant par Chapitres aux Obseruations que nous auons à faire
là-dessus.

Il semble que le Declin des Siecles, & ce qui succede à la *Propagation des Hommes, ne diminuent en rien leur longue durée.
Car nous voyons par espreuue que

23.
* ou
prouigne-
ment.

depuis le temps de Moyse iusques au noftre, le cours de leur Vie n'a efté que d'enuiron quatre-vingts ans, & qu'il ne s'eft point diminué infenfiblement, comme quelqu'vn pourroit croire. Ce n'eft pas toutesfois qu'en châque Païs il n'y ait des temps aufquels les hommes viuent plus ou moins; Plus, lors que le fiecle eft Barbare; que l'on fe contente de viure fimplement, ou qu'on s'addonne aux exercices du Corps, & moins au contraire, en vn temps où la Ciuilité, le Luxe, la Paillardife, & l'Oyfiueté regnent d'auantage. Mais toutes ces chofes ont leurs allées & leurs venuës, fans que la propagation ferue de rien. Il n'y a point de doute, que le mefme ne fe faffe aux Animaux. Car ny les Bœufs, ny les Cheuaux, ny les Bre-

bis, & autres semblables, ne viuent
pas moins en ces derniers Siecles,
qu'aux autres precedents; Et par-
tant il est certain que la Diminutió
de la Vie a esté faite par le Deluge,
& possible qu'elle se peut faire encore par d'autres accidents qui ne
sont pas moindres, comme par des
Inondations particulieres, par de
grands embrasements, par de longues seicheresses, par des tremble-
ments de Terre, & par de semblables euenements. La mesme raison
peut auoir lieu, touchant la grandeur, ou la stature du Corps, qui ne
s'est point diminuée par les années
quoy que Virgile, suiuant l'opinion
commune, ayt deuiné que ceux qui
viendroient apres luy, seroient de
moindre taille que ceux de son
temps: d'où vient que parlant des

Terres labourables d'Emathie &
d'Emone, il dict que le Laboureur,
Foüillant, sans y penser, dans les vieux
Monumens,
S'estonnera d'y voir d'énormes Osse-
mens.

Car bien qu'autres-fois il y ait eu
des Geants , comme ceux dont
les Corps furent trouuez asseurément en Sicile , & ailleurs dans de
vieux sepulchres, & dans des Cauernes; si est-ce qu'il y a bien prés de
trois mille ans, qu'il ne se descouure
rien de semblable aux mesmes
lieux: & toutesfois cela ne laisse
pas de souffrir encore certaines vi-
cissitudes, par le moyen des Mœurs
& des Coustumes ciuiles, comme la
longue, ou la courte Vie. Ce qui est
d'autant plus digne d'estre remarqué, qu'on croit d'ordinaire, mais

fauſſement, qu'il ſe fait vne perpetuelle Diminution, ſoit de la longueur de la Vie, ſoit de la Grandeur, ou de la Force du Corps, &
que toutes choſes vont de mal en
pis.

Les hommes viuent plus longue- 24.
ment aux pays froids, & Septentrionaux, qu'aux contrées chaudes,
& Meridionales. Ce qui aduient
neceſſairement, de ce que les Corps
Septentrionaux ont les pores plus
ſerrez, le Cuir plus ferme, le Suc
moins ayſé à eſtre diſſipé, & les
Eſprits meſmes moins acres pour
conſeruer, & plus faciles à eſtre reparez; Outre que l'Air n'y eſtant
que mediocrement eſchauffé des
rayós du Soleil, y fait vne moindre
diſſipation d'eſprits. Mais ſous la li-
gne Equinoctiale, où le Soleil paſſe,

& où il y a deux Hyuers & deux Estez, auec vne plus grande esgalité entre les espaces des Iours & des Nuits, les Hommes y viuent aussi plus long-temps, comme au Perou, & en la Taprobane, si quelque autre chose n'y apporte de l'empeschement.

25.　Les Insulaires surpassent en durée les Mediterranéens. Car on ne vit pas si longuement en Russie qu'aux Isles Orcades, ny en Afrique, sous le mesme Parallele, qu'en Canarie, & aux Terceres. Les Iaponnois de mesme viuent dauantage que les Chinois, quoy que ces derniers soient passionnez d'vne vie longue, iusques à vne extreme folie : mais on ne s'estonnera pas de cela, si l'on considere qu'aux climats froids, le vent de la mer eschauffe, & qu'aux pays chauds il raffraichit.

Les Hommes viuent bien plus 26. d'ordinaire aux lieux esleuez, qu'en ceux qui font bas; principalement fi ce ne font point Montaignes, mais terres eminantes, à l'efgard de leur fituation vniuerfelle, telle qu'a efté celle d'Arcadie en Grece, & vne partie de l'Etolie, dont les Habitans ne mouroient que fort aagez. On pourroit alleguer le mefme touchant les Montaignes, à caufe de la pureté de l'Air, fi fa trop grande fubtilité n'auançoit les iours par accident, c'eft à dire, par le moyen des vapeurs, qui montent en haut, & s'y refoluent. C'eft pourquoy il fe trouue rarement des Perfonnes de longue vie, fur les Montaignes fuiettes à la neige, comme font les Alpes, les Pirenées, & l'Appennin.

Au contraire, on voit quantité de vieilles Gens aux Vallées, & dans les Collines. Mais au sommet des Monts de large estenduë, tels que ceux qui sont tournez du costé des Abissins, où à cause de la terre sabloneuse, ne s'esleuent presque point de vapeurs, les personnes y deuiennent fort âgées; si bien que la pluspart du temps, & mesme auiourd'huy, elles arriuent à cent années.

27. Les Marescages des plats-Pays, sont fauorables aux Originaires, & nuisibles aux Estrangers, touchant la longue ou la courte Vie. Ce qui semble d'autant plus admirable, que les lieux marescageux d'eau douce, deuroient estre naturelleмḗt plus sains que ceux d'eau salée.

28. Les Pays particuliers qu'on a tenus

nus les plus fertiles aux gens de
longue vie font, l'Arcadie, l'Etolie, les Indes au delà du Gange, le
Brefil, la Taprobane, la grande
Bretagne, & l'Hibernie, auoc les
Iſles Orcades, & les Hebrides. Car
pour le regard de l'Ethiopie, les
Peuples de laquelle (au rapport
de quelques-vns des Anciens)
prolongeoient bien auant leurs
années, c'eſt vne Relation fabuleuſe.

On ne ſçauroit donner aucune 29.
raiſon certaine de la pureté de
l'Air, la plus grande & la plus parfaicte. Tellement qu'elle ne ſe tire pas tant des Coniectures, & du
Diſcours, que de l'Experiēce. On
la pourroit prendre d'vn monceau de laine, qu'on expoſeroit à
l'Air durant quelques iours, pour

voir à quel point elle en seroit plus
ou moins augmétée; ou bien d'v-
ne crouste de pain, plus ou moins
auſſi pourrie, & d'autres choſes
ſemblables.

30. Non ſeulement la bonté de
l'Air, ou ſa pureté, mais encore ſon
eſgalité ſert de coniecture à la
longueur de la. Vie. La diuerſité
des Collines & des Valées eſt bien
agreable à la veué & aux ſens; Et
toutesfois elle eſt ſuſpecte d'a-
uancer les iours des Viuans: Ce
qui me fait croire, qu'ils ſe peuuēt
prolonger dans vn Pays-plat, qui
n'eſt ny ſterile, ny ſablonneux,
ny tout à fait découuert.

31. L'Inegalité de l'Air, comme
nous auons deſia dit, eſt nuiſible
à ceux qui y font leur ſejour ordinaire : Mais le Changement, fort

bon à ceux qui voyagent, & qui l'ont accouſtumé. Auſſi voit-on par eſpreuue, que les grãds Voyageurs viuent long-temps; & pareillement ceux qui ne boûgent de leurs petites Cabanes: Ce qui procede ſans doute, de ce que l'Air où l'on s'eſt habitué, conſume moins la perſonne, au lieu que celui dõt l'on chãge ſouuẽt, la nourrit, & la refait beaucoup mieux.

Comme la Suitte & le Nombre desSucceſſions ne ſeruent de rien, ainſi qu'il a eſté dit, à faire la vie plus ou moins longue de meſme la Condition des Parens (à le prendre immediatement, tant du coſté du Pere, que de celuy de la Mere) y peut ſans doute beaucoup ayder. Car les vns ſont engendrez de perſonnes vieilles; les autres de

ieunes, ou d'aſſez bon âge; les vns
de Corps bien ſains, les autres de
Valetudinaires; les vns de Peres
ſobres, les autres d'Yuroignes; les
vns le matin, apres le ſommeil, les
autres deuant; les vns apres vne
longue diſcontinuation de Venus, les autres apres vn excez
nuiſible; les vns dans l'ardeur de
l'Amour, comme il arriue ſouuent
aux Baſtards, les autres dans la
moderation & la tiedeur, comme
aux Mariages legitimes. On con-
ſidere les meſmes choſes du coſté
de la Mere; auſquelles on doit adiouſter l'eſtat où elle s'eſt trouuée
durant ſa Groſſeſſe; comme encore ſa diſpoſition, ſa façon de Viure, le temps de ſa portée; enſemble celuy de ſon Accouchement;
& ſi ç'a eſté au neufieſme, ou au

dixiesme mois, ou plustost. Mais
tout cecy me semble d'autát plus
difficile à reduire en vne Reigle
certaine, touchant la longue Vie,
qu'il se peut faire que ce qu'on
croyoit le meilleur, & le plus fauorable, ait vn succez tout contraire.
Car en la Generation, cette vigueur qui fait les Enfans plus robustes & plus agiles de Corps, en
sert moins à la longue Vie, à cause
de l'acrimonie, & de la trop grande chaleur des Esprits. Nous auós
dit cy-dessus, que les Enfans qui
tirent d'auantage du Sang de la
Mere en viuent plus long-temps;
& par la mesme raison aussi, nous
estimons incóparablement meilleures les choses moderées; c'est à
dire l'Amour du lict conjugal, que
l'illegitime; & pareillement la Ge-

L iij

neration qui se fait au matin, ensemble l'estat du Corps, ny trop
replet, ny trop vigoureux, & ainsi
du reste. On doit remarquer encore, que la trop robuste constitution des Parens, leur est plus ad-
uantageuse qu'à leurs Enfans propres, principalement à la Mere.
C'est pourquoy ie ne sçaurois ap-
prouuer le sentiment de Platon,
qui dit que la vertu de la Generation cloche, en ce que les Femmes
ne font pas auecque leurs Maris
les mesmes exercices de Corps &
d'Esprit. : ce qui me semble tout
au contraire. Car la distance de la
vertu entre l'Homme & la Femme, est grandemét vtile au Fruict
qu'ils produisent ; ioint que les
Femmes trop delicates n'en sont
pas si propres à esleuer leurs En-

fans;non plus que les Nourrices
du mesme temperament. Cela se
verifie par l'exemple des Femmes
de Lacedemone, qui pour ne se
marier point, auant l'âge de vingt
& deux, ou de vingt-cinq ans (à
raison dequoy on les appelloit
Ancliomanes) n'en faisoient pas
des Enfans plus robustes, ny de
plus longue vie que celles de Ro-
me ou d'Athenes, ou de Thebes,
chez lesquelles l'âge nubil estoit
à douze, ou à quatorze ans. Que
s'il y a eu quelque chose d'excellent aux Lacedemoniés, il en faut
plustost attribuer la cause à la fru-
galité de leur Vie, qu'au Mariage
tardif des Femmes. L'Experience
nous apprend encore, qu'il y a certaines Races, que la Nature rend
signalées par la longueur de leur

Vie, qui est aussi bien hereditaire que les Maladies.

33.   Ceux qui ont les Cheueux blonds, la peau blanche, & le teint du visage * de mesme , viuent moins que les Bazanez, ny que les Rousseaux, & que ceux qui sont tâchetez de lentilles. Le teint trop vermeil en la Ieunesse, & la Chair mollasse, sont des signes d'vne courte Vie; La pasleur au contraire, & le Cuir dur, en designé vne longue; Ce qui ne s'entend pas neantmoins d'vne peau trop espaisse, comme celle de l'Oye, qui est spongieuse de sa nature; mais d'vne peau dure, & resserrée tout ensemble. La mesme obseruation se doit faire d'vn Front ridé, qui promet aussi vn âge de plus longue durée, que celuy qui ne l'est pas.

* Le Latin dit Ioües.

Les Cheueux heriſſez & rudes, 34.
marquent pareillement vne plus
longue Vie que ceux qui ſont
mols; & les creſpez de meſme, s'il
y a de la rudeſſe; mais le contraire,
s'ils ſont mols, luiſans, & liſſez;
comme encore, ſi la friſure en eſt
pluſtoſt eſpaiſſe, que claire, & lar-
gement eſpanduë par pluſieurs
anneaux.

Deuenir Chauue, pluſtoſt, ou 35.
plus tard, eſt vne choſe comme
indifferente; veu qu'il s'eſt trouué
pluſieurs Chauues de longues années. Le meſme ſe doit entendre
de ceux qui blanchiſſent auant le
temps; bien que communément
cela ſoit vn ſigne de Vieilleſſe. Ce
qui n'empeſche point que beaucoup de gens, auſquels telle choſe arriue, ne viuent pas plus qu'à

l'ordinaire. Que ſi quelqu'vn blâ-
chit auant l'âge, ſans toutesfois
deuenir Chauue, c'eſt vne marque
de longue Vie; & du contraire, s'il
eſt Blanc & Chauue tout enſemble.

36.　　Auoir les parties d'en haut ve-
luës, eſt vn indice d'vne plus courte Durée; C'eſt à dire que ceux qui
ont l'Eſtomach velu, viuét moins
que ces autres, dont les parties
d'embas, comme les Cuiſſes, & les
Iambes, ſont pleines de poil.

37.　　La grandeur de la Taille, ſi elle
n'eſt exceſſiue, & ſi elle ſe rencontre en vn Corps bien fait, qui ne
ſoit pas ſi greſle, & qui ayt de la
Diſpoſition, preſage vne longue
vie. Au contraire, les Hommes de
petite taille, viuent plus long-téps,
s'ils ſont moins diſpos; & s'ils ont

l'Action plus lente, & plus tar-
diue.

En la proportion du Corps, 38.
ceux qui l'ont vn peu court, & les
Iambes lōgues, ne meurent pas si
tost que ces autres, dont la Composition est tout à fait differente
de celle-cy: pareillement, les Personnes qui sont larges par le bas,
& retrefsies par le haut, durent
moins que celles qui sont tout autrement formées.

La Maigreur accompagnée de 39.
Mouuemens moderez, calmes, &
faciles, & la repletion en vn Corps
où la Cholere, la Vehemence, &
l'Opiniastreté se trouuent iointes
ensemble, sont des coniectures à
l'Homme, de voir ses Iours pro-
longez, pourueu que ce ne soit pas
en la Ieunesse, mais en la Vieillesse,

c'eſt vne choſe plus indifferente.

40   Croiſtre long-temps, & peu à peu, eſt vn preſage d'vne longue vie, ſoit que la taille deuienne mediocre, ou fort grande; Comme au contraire, croiſtre tout à coup exceſſiuement, eſt vn mauuais ſigne; & vn moindre mal, quand on en demeure à vne petite taille.

41.   La Chair ferme, le Corps plein de Muſcles & de Nerfs, la partie de derriere petite, telle à peu prés qu'il faut qu'elle ſoit pour s'aſſeoir, & les Veines vn peu éminentes, marquent vne longue vie, & le contraire, vne courte.

42.   La Teſte groſſe, ou petite, ſelon la proportió du Corps, le Col mediocre, c'eſt à dire, ny trop lóg, ny trop court, ny trop gras, ny trop maigre, & comme enté dans les

Eſpaules, les Narines ouuertes, de
quelque figure que ſoit le Nez; la
Bouche large, l'Oreille cartilagi-
neuſe, non charnuë; & les Dents
fortes, & ſerrées, ſans eſtre ny petites , ny claires, fót eſperer qu'on
viura long-temps; & encore plus,
s'il vient quelque Dent nouuelle à
vne perſonne qui ſoit deſia auan-
cée en âge.

L'Eſtomach large, ſans eſtre 43
eſleué; les Eſpaules vn peu hautes, & comme l'on dit commu-
némeat, voûtées; le Ventre plat;
la Main large , & dont le dedans
n'ait pas beaucoup de lineamens;
le Pied petit, & vn peu rond: & les
Cuiſſes mediocrement charnuës,
ſont comme des Pronoſticqs du
long âge de l'Homme.

Les yeux aſſez grands; les Sens 44

moins aigus; le Poulx vn peu lent
en la Ieunesse, & vn peu viste sur
le penchant de l'Age; la facile retention de l'Aleine, durant plusieurs momens, & le Ventre sec,
quand on est Ieune, & Humide,
au declin de l'Age, sont pareillement des marques de longue Vie,
que l'on tient pour vray semblables.

45.   Quant au temps de la Natiuité, on n'a rien obserué qui soit digne de memoire, touchant le Prolongement de la Vie, hors mis ce
qui regarde l'Astrologie, que nous
auons renuoyé à nos remarques
particulieres. Les Enfans de huit
mois, ne sont ny de longue ny de
courte vie, c'est à dire, ils ne tardent gueres à mourir. Mais ceux
qui venus au Monde en Hyuer, y

demeurent plus long-temps.

La Sobrieté, c'est à dire la Die- 46.
te, ou Pythagorique, ou Monasti-
que, obseruée selon les Reigles les
plus estroites, ou extremement esgale, comme fut celle de Cornare, semble cótribuer beaucoup au
prolongemét de nos iours. Ce qui
n'empesche pas que parmy ceux
qui n'obseruent aucun Regime,
& qui font mesme des excez, soit à
manger, soit à boire, il ne s'en
trouue plusieurs qui viuent long-
temps. Aussi est il vray qu'encore
que la Diete moderée soit fort ap-
prouuée, & quelle serue beaucoup
à la santé; si est-ce que la Vie n'en
est gueres prológée. La raison est,
pource que telle Diete austere, engendre peu d'esprits & peu vigoureux; d'où vient qu'elle consume

moins; Mais quant à la bonne chere, comme elle contribuë plus à la
Nourriture; aussi est elle cause que
les Esprits en sont mieux reparez;
au lieu que la mediocre ne fait ny
l'vn ny l'autre. Car où les extremitez sont nuisibles, le Milieu est
tres-bon. Comme au contraire,
où les Extremitez sont proffitables, le Milieu n'y sert presque de
rien. Or à cette Diete fort estroite les Veilles sont grandement vtiles, d'autant qu'elles empeschent
que la petite quantité d'Esprits ne
soit opprimée par le trop grand
Sommeil. A quoy l'on peut ioindre encore l'exercice moderé, afin
qu'il ne se fasse vne entiere Reso-
lution des mesmes Esprits; & pa-
rillement l'Abstinence de Venus,
de crainte qu'ils ne soient espui-
sez.

sez. Mais à la bonne chere côuien-
nent, au côtraire, le lôg Dormir, le
frequent Exercice, & l'vsage moderé d'vn Accouplement legitime. Pour ce qui est des Bains, des
Linimés, & des Parfums, dont l'v-
sage n'est pas d'auiourd'huy, ils
me semblent plus propres aux Delices de la Vie, qu'à estendre ses
bornes. Mais nous parlerons plus
exactement de toutes ces Choses,
quand nous serons venus à la recherche qui s'en doit faire selon
nos Intentions. Cependant ne
mesprisons pas l'opinion de Cel-
sus, Medecin non seulement Do-
cte, mais bien aduisé, qui approuue de faire alternatiuement, &
Diete, & Desbauche, en penchant
neantmoins du costé le plus fauorable; C'est à dire, qu'il faut tan-

M

tost s'accoustumer aux Veilles, &
tantost au Sommeil; mais plus souuent à ce dernier; tantost ieusner,
tantost faire bonne Chere; tantost
s'appliquer auec ardeur aux grandes contentions d'Esprit; tantost
prendre du relâche, & c'est icy le
meilleur ce me semble. Quoy
qu'il en soit neantmoins, apres
auoir consideré toutes ces choses,
ie n'en trouue point de plus vtile à
l'augmentatió de nos années, qu'v-
ne Diette bien reglée; & ie ne pense pas parmy les plus vieux, en
auoir trouué iamais vn seul, qui
n'ait obserué quelque chose de
particulier, en sa façon de viure
ordinaire. Ie me souuiens à ce propos, qu'vn bon Vieillard aagé de
plus de cent ans; se voyant scité,
pour dire ce qu'il sçauoit d'vn

ancien Reglement dont il s'a-
gissoit alors ; Et apres le tesmoignage par luy rendu , Enquis familierement par le Iuge de ce
qu'il auoit fait dans le Monde,
pour y estre si long-temps, luy dit
ce bon mot, dont l'Assemblée qui
ne s'attendoit à rien moins , ne
pût s'empescher de rire; *Mon Regime a tousiours esté de Manger
auant la Faim, & de Boire auant la
Soif.*

Vne Vie Religieuse, & dont les
Occupatiõs sont toutes Sainctes,
semble-n'estre pas aussi de peu
d'importance à retarder la Mort.
Dans ce haut genre de Vie se rencontrent auec vn contentement
solide, vn honneste Repos, ioint
à la Contemplation des merueilles du Ciel; Comme encore des

M ij

Ioyes extraordinaires, qui sont détachées de toute sensualité; Et pareillement des Esperances nobles, des craintes salutaires, des Tristesses agreables, & en vn mot des renouuellemens continuels, qui se font par vne exacte Obseruation des Commandemens Diuins, accompagnée d'Expiations, & de Penitences vtiles à l'Ame, & qui seruent aussi beaucoup au Corps, pour en rendre la Durée plus grande. A toutes lesquelles choses, s'il aduient que se trouue iointe vne Diete austere, qui endurcisse la Masse Corporelle; & qui humilie l'Esprit; ce ne sera pas merueille si de là s'ensuit vne longue Vie, comme fut celle de Paul l'Hermite; de Simeon Stilite, qui se mortifioit sur vne Colomne, & de plusieurs

autres bons Religieux, qui se des-
roboient de la foule du Monde,
pour aller finir leurs Iours dans la
Solitude.

De cette façon de Viure n'est 48.
pas beaucoup esloignée celle de la
pluspart des Hommes de Lettres;
Grammairiens, Orateurs, Philosophes, & autres semblables. Ils
trouuent vn Repos agreable dans
leurs Colleges, & s'entretiennent
de Pensées, qui pour n'auoir rien
de commun auec le traccas du
Monde, ne les rongent d'aucun
chagrin, mais les comblent d'vn
honeste plaisir, par la diuersité des
Suiets, dont ils s'entretiennent
d'ordinaire. D'ailleurs ce ne leur
est pas vn petit aduantage de n'a-
uoir personne qui les controolle;
de partager le temps comme ils

veulent, & de le passer en instrui-
sant la Ieuneße, qui n'engendre
pour l'ordinaire aucune melancholie. Mais pour le regard des
Philosophes, comme ils sont de
Secte differante ; aussi est-il vray
qu'en leur Vie il y a plus ou
moins diuersité de Durée. Car
cette Philosophie, qui tient vn
peu de la Superstition, & des
Contemplations les plus hautes,
comme celle de Platon & de Pythagore, ne me semble pas mal
propre à l'accroissement des années ; non plus que cette autre,
dont les Professeurs s'adonnoient
anciennement à pourmener leur
Esprit dans la vaste estenduë des
choses du monde, & passoient
mesme bien plus auant. Car dé-
tachant leurs pensées des basse-

ses de la Terre, ils n'en auoient
que de hautes; & de magnanimes, du Ciel, des Aſtres, de l'Infiny, des Vertus Heroïques, &
ainſi du reſte ; Comme, Democrite, Philolaüs, & Xenophanes,
entre les Stoïciens & les Aſtro-
logues. A cette meſme fin de
retarder les Approches de la
Mort, contribuent encore beaucoup les Speculations vn peu profondes, ſans s'égarer pourtant, ny
du Sens commun, ny des opiniõs
des-jà receuës. Car au lieu d'en
faire des Recherches trop rigoureuſes, & trop exactes, il me ſemble plus à propos d'en diſputer
agreablement, à l'imitation de
Carneades, des Grammairiens,
des Rhetoriciens, & generalement de tous ceux de l'Academie.

M iiij

Au côtraire, ces Philosophes trop pointilleux, qui se mettent à la gesne, à force de raffiner les matieres; qui ne disent rien, sans l'auoir auparauant pesé, suiuant l'esgalité des Principes ; & les raisonnemens desquels sont plus espineux & plus seueres qu'il ne faudroit, comme ceux de la pluspart des Peripateticiens, & des Scolastiques, ne font ce me semble qu'aduancer leurs iours, à force de Disputes, & de Contrastes inutiles.

49. La Vie Champestre fait pareillement estre long-temps dans le Monde, ceux qui la cultiuent. Car outre qu'ils iouyssent en toute liberté d'vn Air pur, ils sont tousiours en Action ; Ennemis de la faineantise, exempts de soucys, &

d'enuie, s'entretenant la pluspart
de viandes qu'ils prennent chez
eux, sans les achetter.

Ie n'ay pas aussi moins bonne 50.
opinion de la Vie Soldatesque, sur
tout si l'on commence de s'y
adonner en ieunesse. Et à vray
dire, diuers Capitaines fort ag-
guerris, comme Coruin, Camil-
le, Xenophon, Agesilaus, &
quantité d'autres, Anciens, & Modernes, ont vescu long-temps;
Ce qui arriue communement à
ceux qui dés leurs premieres années tournent le trauail en Habitude. D'où il s'ensuit que tout leur
succedant de mieux en mieux, ce
que la fatigue a de plus amer se
change en douceur, sur le declin
de leur Aage. Il me semble encore que cette noble Hardiesse, ces

Contentions glorieuses , & ces efforts magnanimes, qu'inspire dans l'Ame des Guerriers l'Esperance de la Victoire, seruent grandement à prolonger leurs iours, pource qu'en réchaufant leurs Esprits, ils augmentent & fortifient en eux la Chaleur naturelle.

MEDICAMENS propres à prolonger la Vie.

Sur l'Art. 10.

Liaison.

LA Medecine ordinaire n'a presque point d'autre objet que la Conseruation de la Santé, & la Guerison des Maladies, sans se mettre beaucoup en peine de ce qui regarde le prolongement de

la Vie. Dequoy neantmoins
nous ne laisserons pas de faire
mention, & de rapporter icy
les Medicamens les plus remarquables, & les plus propres par
consequent à cette fin là, cõmu-
nement appellez Cordiaques.
Car il y a grãde apparence, que
les Remedes qui dans les Cu-
res qu'on entreprend, pre-
seruent le Cœur, & ce qui est
encore plus vray-semblable,
fortifient les Esprits contre les
venins, & les Maladies; donnez auec choix & Iugement,
faisant obseruer vn bon Regime de viure, peuuent proffiter beaucoup à la Durée des
Hommes.   A raison dequoy

nous deduirons ces Medica-
mens, non pas en confusion,
comme c'est l'ordinaire, mais
par vne maniere d'Extraict
de ce que nous y trouuerons de
meilleur.

1.   L'Or se distribue en trois façons diuerses; ou Potable, comme on l'appelle, ou esteint dans le Vin, ou en Substance, c'est à dire en fueille, en Chaux, en limaille, &c. Quant à l'Or potable, l'vsage s'est introduit depuis peu de l'ordonner dans les grandes Maladies, ou qui sont desesperées, auec vn succez qui n'est pas à mespriser. C'est pourtant mon opinion, que l'Esprit du Sel, par qui on le dissout, produit cét effet, plutost que l'Or mesme. Que si on pouuoit l'ex-

traire sans Eaux Corrosiues, ou
qui fussent telles en effect, pourueu que la qualité veneneuse en
fut dehors, & qu'on les lauat
bien en suitte, ce ne seroit pas, à
mon aduis, vne chose inutile.

2. L'on vse de Perles, ou en poudre imperceptible, ou en Amal-
game, les faisant dissoudre dans le
jus des Citron, les plus aigres &
les plus nouueaux. On les prend
encore; tantost en liqueur, tantost
en des Confections Aromatiques.
Où il est à remarquer, qu'asseurément la Perle a beaucoup d'affinité auec que la Conque, où elle est
enclose, & qu'il s'en faut peu qu'elle n'ait les mesmes qualitez qu'ont
les Escailles, dont la Nature a
couuert les Escreuices des Riuieres.

3.   Les plus Cordiales de toutes les Pierres fines & tranſparantes, ſont l'Emeraude, & la Hyacinte; qui ſe donnent de meſme façon que les Perles, ſi ce n'eſt qu'on ne les fait point diſſoudre, du moins ie ne penſe pas que cela ſoit en vſage. Quant à ces autres, qui pour eſtre Diaphanes, ne laiſſant pas d'auoir ie ne ſçay quoy de rude & de mordiquant, elles me ſemblent ſuſpectes dans les Medicamens. Mais nous rapporterons cy-apres, comment, & ſous quelles conditions, l'on ſe peut ſeruir des choſes que nous venons de dire.

4.   La Vertu ſpecifique de la Pierre de Beſoüart, me ſemble deuoir eſtre aprouuée, pource qu'elle recrée les Eſprits, & qu'auec cela

elle prouoque vne Sueur douce.
Quant à la Corne de Licorne, elle
eſt beaucoup decheuë de ſon eſtime, & ne laiſſe pas toutesfois d'e-
ſtre admiſe dans le meſme degré
de l'Iuoire, de la Corne de Cerf,
& de l'Os qu'on luy trouue dans
le Cœur.

L'Ambre-gris eſt excellent,
pour adoucir & fortifier les Eſprits. Surquoy il ne me reſte plus
rien qu'à mettre icy maintenant
les Noms des Simples, qui ont des
qualitez, ou Chaudes, ou Froides;
Car pour leurs Vertus, il eſt-indu-
bitable, qu'elles ſont aſſez con-
nuës.

Choses Chaudes.	Choses Froides.
Saffran.	Nitre.
Fueille d'Inde.	Rose.
Escorce de Citron.	Violette.
Melisse.	Framboise.
Ocymum.*	Fraise.
Cloux de Girofle.	Jus de limons doux.
Fleurs d'Orange.	Ius d'Oranges douces.
Rosmarin.	Ius de Pommes odorantes.
Mente.	Bourrache.
Bethoine.	Buglose.
Chardon-benist.	Pimpernelle.
	Sandal.
	Camphre.

*comunément, Dragées aux Chevaux.

Aduertissemēt.

Or estant icy question de choses, qui peuuent estre tournées en Diete, ou prises en la faisant, vous serez aduerty que ces Eaux ardantes, & ces Huyles

Huyles Chymiques, qui pour estre
sous la Planette de Mars, (comme
dict vn des plus grands Conteurs
de son Siecle) ont vne force si furieuse,
qu'elle est capable de tout gaster, comme encore les Drogues trop âcres, &
les Espiceries trop mordicantes, doiuent estre entierement rejettées. Car
il est bien plus à propos ce me semble,
de voir par quel moyen, de ces choses
que nous venons de nömer, l'on pourra tirer des Eaux & des liqueurs pur-
gées de tout phlegme, & qui ne soient
ny bruslantes ny Corrosiues, comme
l'Esprit de Vin, mais plus temperées,
& neantmoins viues, & d'où s'exhale vne Vapeur benigne.

Ie ne vous puis asseurer au reste,
que la frequente seignée prolonge la
Vie, si ce n'est que se tournant en habitude, elle s'accómode au tempera-

N

ment de ceux qui en vsent. Car il est
à croire qu'elle chasse du Corps le
vieux suc, pour y en mettre vn tout
nouueau.

Pour cette mesme raison encore, il
me semble que certaines Maladies, qui
amaigrissent le Corps, estant bien gue-
ries, le font durer dauantage; pource
qu'ayant consumé les mauuais sucs,
elles font succeder les bons à leur place;
d'où il s'ensuit que le Corps se renouuelle par ce moyen; puisque, comme disoit vn Ancien, l'Homme râjeunit, à
mesure qu'il recouure santé; Et par-
tant il est comme necessaire assez sou-
uët, de faire naître sur tout aux Corps
Cacochimes, & trop replets, certaines Maladies, qu'on peut appeller ar-
tificielles, pource qu'elles font causées
par l'austerité des Dietes, qu'on fait à
dessein, & pour le mieux, comme nous
le monstrerons cy-apres.

INTENTIONS.

OR apres que nous aurons
acheué la Recherche, tou-
chant les Sujets des Corps inanimez, Vegetaux, & Ani-
maux, mais sur tout de l'Homme en particulier, nous viendrons à les considerer de plus
pres; & diuiserons cette Per-
quisition en Intentions vrayes,
& propres du moins selõ nostre
Aduis, & qui seront comme
les sentiers de cette Vie mortelle. Car iusques icy l'on n'a fait
là-dessus aucune recherche qui
vaille, ny rien pensé qui puisse
estre proffitable. Pour moy lors

que i'entens parler certains
Hommes des moyens de fortifier la Chaleur Naturelle, &
l'Humeur Radicale; Des Alimens qui engendrent vn sang
loüable, qui n'est ny bruslé, ny
flegmatique; & en suitte de cela des moyens de refaire, de fo-
menter, & de resioüir les Esprits; I'aduoüe qu'en leur Discours ils tesmoignent d'estre ha-
biles gens; & neantmoins ie
n'en suis pas satisfait, dautant
qu'en tout ce qu'ils disent il n'y
a rien d'assez puissant, pour
conduire à la fin dont il est icy
question. Mais dailleurs ie me
trouue fort embarrassé par le
recit qu'il me semble ouyr des

Medecines où il entre de l'or,
pource dit on que l'or n'est point
suiet à se corrompre, & pareillement des perles, pour refaire
les Esprits, à cause de leurs proprietez occultes, & de leur lu-
stre esclattant. Ie ne m'estonne
pas moins encore de ce qu'ils al
leguent que si les Baumes, & les
Quintessences des Animaux
pouuoient estre receus, & retenus dans des Vases ils donne-
roient aux Hommes vne or-
gueilleuse esperance d'Immor-
talités. Que la Chair des Ser.
pens & des Cerfs par ie ne sçay
quelle simpatie, a la force de
faire rajeunir les persõnes, dau-
tãt que l'vn change de peau, &

l'autre de Ramures; à quoy
ils deuoient encore adiouster la
chair de l'Aigle, pource qu'elle
change aussi de Bec; Qu'vn
Homme ayant trouué sous la
terre vn certain Onguent dont
il se frotta tout le Corps, la
Plante des pieds exceptée, vescut trois cens ans tous entiers,
exempt de toute maladie, horsmis d'vne enfleure, qui luy ve-
noit de temps en temps au dessous des pieds, Que le Philosophe Artesius sentant defaillir
ses Esprits, trouua moyen d'attirer à soy ceux d'vn ieune Hôme robuste, par où luy ayant
côme destaché l'Ame du Corps,
il vescut plusieurs années de

ces Esprits empruntez. A toutes desquelles choses ie pourrois
ioindre ce qu'ils nous comptent
des Heures fortunées, selon les
diuerses positions du Ciel, sous
qui les Medecines doiuent estre
composées, pour prolonger la
Vie; Et pareillement des Talis-
mans, ou Seaux des Planettes,
par le moyen desquels ils veulent qu'on puisse attirer d'en
haut pour le mesme effet leurs
Influances les plus benignes,
sans y comprendre plusieurs
impertinences semblables toutes fabuleuses, & pleines de
superstition. Mais i'aurois
mauuaise grace de m'amuser à
ces Bagatelles, qui font cepen-

dant que ie m'eſtonne bien fort
qu'il y ayt des Hommes ſi dé-
pourueus d'Eſprit, que d'y adiouſter foy, & que i'ay pitié du
Genre humain, dont le Deſtin
eſt ſi malheureux, que de s'attacher à des Recherches extraua-
gantes & tout à fait inutiles. Il
n'en ſera pas de meſme de nos
Intentions. Au contraire, nous
ſommes bien aſſeurez qu'autãt
qu'elles approcheront du But
propoſé, autant ſe trouueront
elles eſloignées de ces belles Fables, dont nous venons de parler; Car en effet elles ſeront tol-
les, qu'il eſt à croire que ceux
qui viendrõt apres nous, pour-
ront bien faire quelques Re-

marques qui se rapportent à ces
mesmes Intentions, mais non
pas y adiouster que fort peu de
choses.

Ces Obseruations sont en petit nombre; mais de si grande
importance, qu'il est à propos
que vous en soyez aduertis.

Premierement nous sommes
de cette opinion, que les Deuoirs de la Vie sont preferables
à la Vie mesme. C'est pourquoy
quand il y auroit quelque chose qui pût respondre exactement
à nos intentions, & qui choc-
quast neantmoins les fonctions
de la Vie, ou qui leur seruit
d'Obstacle; Nous entendons
qu'en tel cas on la rejette, &

qu'elle soit tenuë pour condam-
née. Ce n'est pas pourtant qu'il
soit incompatible qu'en nostre
Discours nous ne faßions mention de cecy; mais ce n'est qu'en
paßant, & sans nous y arrester
en aucune sorte: Car nostre dessein n'est pas de faire un Recit
exact & serieux de la maniere
de paßer sa vie, comme Epi-
menidés, dans quelque Cauerne, où les rayons du Soleil, &
les injures de l'Air ne puißent
penetrer; ou de demeurer per-
petuellement dans des Bains
preparez auec ie ne sçay quelles liqueurs exquises; ou de se
tenir le Corps enueloppé de
fourrures, & d'y appliquer

tant de Cerats, qu'il en soit tousiours couuert; & comme enfermé dans vne Boëte; ou de
se le plastrer à la façon de quelques Barbares; ou de prescrire
vn Regime si ponctuel, qu'il
n'ait pour but que de retarder
la Mort; tel qu'estoit celuy
d'Herodicus, chez les Anciens,
& tel qu'a esté de nostre temps
celuy du Venitien Cornare,
(mais auec vne moderation
beaucoup plus grande) ou d'v-
ser d'autres semblables façons
de viure, du tout estranges, &
incommodes au dernier point.
Au contraire, les Conseils, &
les Remedes que nous pretendons donner là dessus, seront

tels, qu'ils n'empescheront nullement les Deuoirs de la Vie,
& ne se trouueront ny si longs,
ny si difficiles à estre mis en
pratique.

En second lieu, nous aduertissons cette maniere de Gens,
de ne point s'alembiquer l'E-
sprit apres des Curiositez de
neant, & de ne se persuader
pas, qu'vn si grand Ouurage,
comme est celuy de retarder, &
faire rebrousser le cours de la
Nature, qui est si puissante, dé-
pende de quelque Potion prise
au matin, ou de l'vsage de
quelque pretieuse Medecine;
Mais qu'ils tiennent pour asseuré que cette besoigne n'est pas

vn petit Chef-d'œuure, qu'il est
extremement difficile d'en venir à bout, & que plusieurs Remedes, bien & conuenable-
ment meslez ensemble, entrent
en sa Composition. Car il ne
faut pas qu'aucun soit si stupide, que de croire qu'vne chose
qui n'a iamais esté faite se puisse faire autrement que par des
moyens dont on ne s'est point
encore seruy.

En troisiesme lieu, nous ad-
uoüons franchement de n'auoir
iamais espreuué plusieurs choses, que nous desirons de proposer icy. Car comme ce n'est pas
la nostre profession, tout ce que
nous pouuons dire, est que nous

les auons tirées d'vn Raison-
nement assez profond, appuyé
sur diuers Principes, & Hyp-
potheses, dont nous inferons les
vns dans nos Escrits, & rete-
nons les autres dans nostre Esprit ; de sorte qu'ils semblent
auoir esté pris, & arrachez de
la Roche, & des Minieres de
la Nature mesme. Toutesfois
s'agissãt icy du Corps humain,
qui est, comme dit la Saincte
Escriture, de plus grand prix que
le Vestement, nous employerons
tous les soings imaginables,
pour ordonner des Remedes,
qui ne soient point nuisibles, du
moins en cas qu'ils se trouuent
inutiles.

Quatriefmement, nous de-
firons qu'on prenne bien garde,
Que les mefmes chofes qui font
vtiles à la Santé, ne feruent
pas toufiours à prolõger le tẽps
de la Mort. Car il y en a plufieurs qui rendent, & les Efprits plus vifs, & leurs fonctions bien plus fortes, qui
neantmoins abregent la Vie.
Cõme au cõtraire, il s'en trouue beaucoup d'autres de grãde
efficace à prolonger les iours
des Viuans: mais c'eſt au preiudice de leur santé, ſi ce n'eſt
qu'on y remedie par quelque
moyen, qui ſerue de Correctif:
Dequoy nous n'oublierons pas
de donner des Aduertiſſemens,

selon que l'occurrence le re-
querra.

En dernier lieu, nous auons
trouué bon de proposer diuers
Remedes, suiuãt châque Intention, & d'en laisser au Lecteur
le Choix & l'Ordre. Car pour
le regard des Choses qui con-
uiennent particulierement, soit
aux differentes constitutions
des Corps, soit à la diuersité
des Conditions, & des Aages
de la Vie ; de vouloir prescrire
comme quoy doiuent estre prises les vnes apres les autres, &
comment il en faut vser; Outre
que la deduction en seroit trop
longue, il y auroit de l'imper-
tinence à les publier.

Nous

Nous auons proposé dans nos Topiques trois sortes d'intentions, qui sont les moyens d'empescher la Consomption, de Perfectiōner la Reparation, & de renoueller la Vieillesse. Mais puisque ce que nous auōs à dire, ne doit point s'estendre en paroles superfluës, nous rapporterons ces trois intentions à dix Operations.

La premiere Operation regarde le Rajeunissement des Esprits. 1.

La seconde, l'Exclusion de l'Air. 2.

La troisiesme, le Sang, & la Chaleur qui le fait 3.

La quatriesme, les sucs du Corps. 4.

5. La cinquiefme, les Viſceres, pour la Diſtribution de
l'Aliment.

6. La ſixiefme, les parties exterieures, pour l'Attraction de
la Nourriture.

7. La ſeptiefme, l'Aliment
meſme, pour la maniere dont
il s'inſinuë aux parties.

8. La huictiefme, le dernier
Acte de l'Aſſimilation

9. La neufiefme, l'Attendriſſement, & l'Humectation des
parties, apres qu'elles ont commencé à ſe deſſecher

10. La dixiefme, la Purgation
du vieux Suc, & la Subſtitu-
tion du nouueau.

Les quatre premieres de ces

Operations appartiennent à la premiere Intention; les quatre suiuantes à la seconde, & les deux dernieres à la troisiesme.

Mais puisque cette partie, qui traitte des Intentions, regarde la Pratique sous le nom d'Histoire: nous n'y meslerons pas seulement des Experiences & des Obseruations, mais aussi des Conseils, des Remedes, des Interpretations des Causes, & finalement tout ce qui s'y peut rapporter à peu prés.

OPERATION

SVR LES ESPRITS;

Pour les conseruer en leur Vigueur, les Renouueller, & les Rajeunir.

I.

HISTOIRE.

1. **L**ES Esprits sont comme les Artisans & les Ouuriers de tout ce qui se fait dans les Corps. Ce qui est manifesté & confirmé par le Consentement vniuersel, & par vne infinité d'Instances.

2. Si quelqu'vn pouuoit rendre les Esprits dans vn vieux Corps,

tels qu'ils sont dans vn ieune; c'est
à dire, les remettre en leur premiere Vigueur; il est certain qu'il
feroit que cette grande Rouë feroit tourner toutes les autres
moindres, & rebrousser son cours
à la Nature.

En toute Consommation qui
se fait, soit par le Feu, soit par l'A-
ge, tant plus la Chaleur, ou l'Esprit de quelque Corps que ce soit,
consume de l'Humeur radicale,
tant plus elle diminuë de la Durée
de ce mesme Corps; comme l'experience le fait voir en toutes sortes de Choses.

Les Esprits doiuent estre re-
duits vn tel Temperament, &
Degré d'Actiuité, qu'ils puissent,
non pas boire, & aualer tout à
coup, mais peu à peu les sucs du
Corps.

5.   Il y a deux fortes de Flammes,
l'vne defquelles acre, & violente,
diffipe les chofes les plus fubtiles,
& n'a pas beaucoup de prife fur
les folides, comme la flamme du
Chaume, ou des raclures de bois;
au lieu que l'autre forte & con-
ftante agit puiffamment fur les
chofes dures & difficiles à eftre
conferuées, comme eft celle du
gros bois, & ainfi du refte.

6.   Les Flammes acres & toutesfois
moins robuftes, deffeichent les
Corps, en oftent le fuc, & les attenuent, mais les plus fortes les at-
tendriffent en les faifant comme
écouler & fondre en fueur. Il fe remarque mefme qu'entre les Medicamens qui diffipent, il y en a
qui ne font exhaler des Humeurs
que ce qui s'y rencontre de plus

subtil, si bien que de cette sorte ils
les endurcissent; & d'autres qui
dissipent puissamment ce qu'il y a
de plus grossier, d'où il s'ensuit
qu'ils les ramolissent.

Pareillement, entre les Reme- 8.
des purgatifs, & les Abstergeans,
il y en a qui emportent les choses
fluides, & quelques autres aussi
qui entrainent ce qui est de plus
visqueux & de plus opiniastre.

Les Esprits doiuent estre forti- 9.
fiez & comme munis d'vne telle
Chaleur, qu'ils puissent plustost
arracher ce qui est de dur & d'o-
bstiné, qu'enleuer & mettre dehors ce qu'ils trouuent de subtil &
de preparé. Car de cette sorte le
Corps deuient plus robuste, &
plus vigoureux.

Il faut rendre souples les Esprits,

& les reduire à tel poinct, qu'ils
soient d'vne substance espaisse &
solide; d'vne Chaleur opiniastre,
sans qu'elle soit acre; & en telle
quantité, qu'elle suffise aux Fonctions de la Vie; qu'on empesche
encore s'il est possible, qu'ils ne
soient ny excessifs, ny bouffis; ny
variables, & inesgaux non plus,
mais tousiours temperez & reglez
esgalement en leurs mouuemens.

11.   Il est manifeste aussi que les
Vapeurs qui viennent du sommeil, & de l'Yueresse, des Passions de Ioye ou de Melancolie, &
celles qui s'exhalent des bonnes
odeurs, l'vsage desquelles est ordinaire dans les langueurs, & les defaillances, fortifient les Esprits, &
les reünissent, estant dissipez.

12.   Les Esprits sont espaissis & con-

densez par quatre diuerses manieres, qui sont, Chasser, Refroidir,
Adoucir, & Appaiser. Nous parlerons premierement de la Condensation qui s'en fait par la
fuitte.

Il est indubitable que ce qui 13.
chasse de tous costez, fait retirer
le Corps en son centre, & qu'il
Condense ainsi les Esprits.

Pour ce mesme effet, ie trouue 14.
de tres-grande efficace l'*Opium*,
les *Opiates*, & generalement tout
ce qui assoupit.

La vertu de l'Opium est gran- 15.
dement propre à la Condensation
des Esprits. Car il n'en faut que
trois grains, pour les ramasser de
telle sorte, qu'ils ne reuiennent
point, estant comme suffoquez, &
rendus immobiles.

16.   L'Opium & les autres Narcoti-ques ne diſſipent point les Eſprits à cauſe de leur grande Froideur, (Car ils ſont ſans aucune doute na-turellement chaudes) mais ils les refroidiſſent pluſtoſt par Acci-dent à cauſe de cette Diſſipation qu'ils en font.

17.   Cela ſe voit clairement par l'ap-plication exterieure de ces Opia-tes, & de ces Drogues. Car elle fait que les Eſprits ſe retirent auſſi-toſt de la partie où elles ſont miſes, & qu'ils n'y veulent plus retourner; D'où il s'enſuit qu'elle deuient morte, & par conſequent diſpoſée à la Gangrene.

    Les Opiates appaiſent les gran-des Douleurs de la Pierre, & celles des Membres quand on les coupe. Ce qui n'aduient que pour la Retraicte que font alors les Esprits.

Elles produisent ainsi vn bon 18.
effet d'vne mauuaise Cause. Car
la fuite des Esprits est mauuaise;
mais la Condensation qu'elle fait
est bonne.

Les Grecs ont creu que les Opia-19.
tes seruoient grandement à la Santé, & à la longueur de la Vie; mais
encore plus les Arabes. Car en la
plus grande de leurs Compositions qu'ils appellent *les Mains
des Dieux*, ils mettent l'Opium
pour Base & pour principal Ingre-
dient en y meslant pour Correctif
de ce qu'il a de mauuais & de nuysible, la Theriaque, le Mithridat,
&c.

Tout ce dequoy l'on se sert heu-21.
reusement en la Cure des Maladies
Contagieuses & malignes, pour

arrester les Esprits, & les tenir en bride, de peur qu'ils ne se meuuent & ne se dissipent, sert de mesme à prolonger la Vie; & cela se fait par la Condensation des Esprits. Or est-il que les Opiates par dessus toute autre chose, produisent cét effet-là.

22. Les Turcs esprouuent à toute heure que l'Opium, quand mesme ils en prennent quantité, est innocent & confortatif: D'où vient qu'auant le Combat ils en vsent à se fortifier le Cœur: Mais à nous c'est vne Drogue mortelle si l'on en prend trop & si elle n'est bien corrigée.

23. L'espreuue fait voir que l'O-pium & les Opiates prouoquent à l'Acte Venerien *; & la proprieté qu'ils ont de fortifier les Esprits, en

*réueillãt l'incontinence.

rend tesmoignage.

L'eau de Pauot sauuage qui est
fort propre à la guerison des fié-
ures, * & de plusieurs Maladies
peut estre mise au nombre des O-
piates temperées. Il ne faut pas s'e-
stonner pourtant de la diuersité
de son vsage: Car cela est commun à toutes sortes d'Opiates, par
qui les Esprits fortifiez & ramassez, resistent aux maux.

Les Turcs vsent semblablement
d'vne certaine Herbe par eux appellée *Caphe*, qu'ils mettent en poudre, apres l'auoir desseichée, & l'a-
ualent en suitte, dans de l'eau tiede.

Ils disent qu'elle ne donne pas
vne petite Vigueur à leur Esprit &
à leur Courage: bien que neantmoins elle soit nuysible à l'vn & à

l'autre, estant prise par excez. D'où
il se voit clairement qu'elle tient
beaucoup de la Nature des Opiates.

26.   Il y a dans les Indes Orientales
vne certaine Racine nommée Be-
tel, que ceux du Pays, & les autres
Peuples leurs voisins ont accoustumé de mâcher, pource qu'elle leur
resiouyt le cœur, les renforce dans
le Trauail du Corps, & en chasse
les langueurs. Elle réueille encor
la Concupiscence, & me semble
estre du nombre des Remedes
Narcotiques, pource qu'elle noir-
cit grandement les Dents.

27.   Quand au Tabac, l'vsage n'en a
iamais esté si frequent, ny si commun qu'il est à present. Il touche
ceux qui en prennent de ie ne sçay
quel plaisir inconnu. Et quand ils

s'y sont vne fois accouftumez, ils
ne peuuent s'en abftenir que mal-
ayfément.   C'eft chofe certaine
qu'il fert grandement aux Laffitu-
des & aux Foibleffes. L'opinion
cõmune veut que ce foit fa principale vertu d'ouurir les conduits
par où les plus groffieres humeurs
fe diffipent. Mais il me femble
pour moy qu'elle confifte pluftôt
à Condenfer les Efprits, eftant
vne Efpece de Iufquiame, qui ne
trouble pas moins le ceruean que
l'Opiate.

Il s'engendre quelquefois dás 28.
certains Corps ie ne fçay quelles
Humeurs qui y tiennent lieu d'O-
piate, comme il arriue fouuent à
quelques Melancoliques.

Les Opiates fimples qu'on ap- 29.
pelle auffi Narcotiques & affou-

piſſantes, ſont, l'Opium meſme, qui eſt le Suc du Pauot; les deux Genres de Pauots, ſoit en Herbe, ſoit en Semence, le Iuſquiame, la Mandragore, la Siguë, le Tobac, la Morelle, &c.

30.   Les Opiates compoſées ſont la Theriaque, * le Mithridat, le Laudanũ de Paracelſe, le Diacodium, Diaſcordium, le Philonium, & les Pilules de Cynogloſſe.

* Elle eſt bonne auſſi à rabatre les fumées du Vin dans les excez des Yurognes.

Des choſes cy-deſſus alleguées on peut tirer quelques Conjectures, ou certains Conſeils touchant la Prolongation de la Vie, ſuiuant l'intention propoſée, qui eſt de Condenſer & d'eſpaiſſir les Eſprits, par le moyen des Opiates.

31.

C'eſt pourquoy dés la premiere Ieuneſſe, il faut vſer tous les ans, de quelque ſorte d'Opiate, comme

32.

me d'vne Diete, sur la fin du mois
de May. Car en Esté les esprits se
dissipent, & se subtilisent plus facilement, outre que les Humeurs
froides en sont moins à craindre.
Il importe donc que ce soit quelque Syrop magistral, qui ne soit
pas si fort que les Syrops ordinaires, tant pour y auoir moins d'O-
pium, que pour estre composé
d'vn moindre messange de cette
sorte de Simples, qu'on tient d'ordinaire pour les plus chauds de
tous. Il est bon de le prendre au
matin sur le sommeil, de ne manger gueres, & d'vser de viandes
simples, sans boire ny Vin, ny Liqueurs Aromatiques, & Vapo-
reuses. Il ne se faut purger que de
deux iours l'vn, & continuer la
Diete, iusques au quatorziéme.

P

Ce conseil satisfait veritablement noſtre intention.

33.　On peut prendre auſſi des O-piates, non ſeulement par la Bou-che, mais auſſi par le Nez en fu-mée ; à condition neantmoins qu'elles ſoient temperées, afin de n'émouuoir par trop la faculté ex-pulſiue ; & d'empeſcher par meſ-me moyen qu'elles ne faſſent au-cune attraction des humeurs, mais qu'en peu de temps elles operent ſur les Eſprits dans le Cer-ueau : A quoy le Tabac ſert gran-dement, ſi on le prend au matin en fumée, meſlé auec du bois d'A-loës, des fueilles de Roſes rouges, & vn peu de Myrrhe.

34.　Aux grandes Opiates, comme ſont le Theriac, & le Mythridath, il ne ſeroit pas mauuais, principa-

lement en la ieuneſſe, d'vſer des
Eaux qui en ſont diſtillées, pluſtoſt que de leurs Corps meſmes:
Car en diſtillant, la Vapeur monte, & la Chaleur du Medicament
s'en va au fonds. Or les eaux diſtillées deuiennent ſouuent, &
fortes, & bonnes, par la vertu qui
s'engendre des Vapeurs, autrement elles n'ont point de force.

Il y a des Medicamens, qui pour 35.
auoir vn certain degré debile &
caché, ne tiennent en rien de la
Vertu des Opiates : D'eux-meſ-
me encore s'exhale en abondance vne Vapeur lente, mais non pas
maligne, comme celle des Opiates. A raiſon dequoy ils ne diſſipent point les Eſprits , mais les
ramaſſent, & les eſpeſſiſſent en
quelque ſorte.

P ij

36.   Les Medicamens dans l'ordre des Opiates, sont par dessus tous, le Saffran, & ses Fleurs ; Puis, la Fueille d'Inde, l'Ambre-gris, la Semance preparée de Coriandre, l'*Amomum* *, le *Pseudamomum*, le Bois de Rhodes ; L'Eau de fleurs d'Orange ; & beaucoup plus l'In-fusion faite dans l'huile d'Aman-des, de ces mesmes Fleurs fraische-ment cueillies ; Comme encore la Noix muscade, pertuisée, & mise en maccration dans de l'Eau-Rose.

*Arbris-seau de bonne odeur, à peu prés sembla-ble à la Vigne sauuage. Il croist en Ar-menie.

37.   Comme il faut prendre peu à la fois, & à certains temps des pre-mieres Opiates, ainsi que nous auons dit, on peut de mesme vser tous les iours de ces dernieres, auec apparence qu'elles seruiront beaucoup à la longueur de la Vie.

L'Histoire lo confirme par l'exemple d'vn Apoticaire de Calecut, que l'vsage de l'Ambre-gris fit viure iusques à l'aage de cent soixante ans. A quoy se rapporte qu'en Barbarie les Grands qui en prennent, viuent beaucoup plus que le menu Peuple. Adjoustez à cecy que nos Peres, la vie desquels estoit sans doute bien plus longue que la nostre, vsoient d'ordinaire de Saffran dans des Boüillons, & dans des Gasteaux; Et voila pour ce qui regarde la premiere façon de faire espaissir & resserrer les Esprits par l'vsage des Opiates.

Il nous reste maintenant à rechercher la seconde maniere de les condenser par le moyen du Froid, qui a cela de particulier, & de propre *. Mais dautant qu'il

38.

* De resserrer, ou de Condenser.

le fait innocemment, & fans aucune Qualité maligne; De là vient que fon Operation eft moins dangereufe que celle qui fe fait par les Opiates, quoy, qu'à vray dire, elle ne foit pas de fi grande efficace. On peut l'obferuer auffi en la façon de viure ordinaire; auecque plus de fuccez à prolonger les iours, que n'en ont les Opiates, ny les Remedes qui leur reffemblent.

39. Le rafraifchiffement des Efprits, fe fait en trois façons differentes; à fçauoir, ou par la Refpiration, ou par les Vapeurs, ou par les Alimens: La premiere eft tres-bonne, mais prefque hors de noftre pouuoir: La feconde, en noftre puiffance, & en noftre main : La troifiéme, debile, & qui fe fait par diuers deftours.

Vn Air pur, & ſerain, qui n'a 40.
rien de fuligneux, auant qu'il ait
eſté receu des poulmons, & qui
n'eſt pas tant expoſé aux rayons
du Soleil, Condenſe & ramaſſe
fort les Eſprits. Tel eſt par exemple celuy des Montagnes, dont le
ſommet eſt fort ſec; & tel celuy
des lieux Champeſtres, ſujets aux
vents, & où neantmoins il y a de
la fraiſcheur, & de l'ombrage.

Quant au Rafraiſchiſſement, 41.
& à la Condenſation des Eſprits,
par le moyen des Vapeurs, c'eſt
vne Operation que nous tirons
principalement du Nitre, comme
de ſa Racine, & de la Creature la
plus propre à cét effet; pour lequel
il ſemble qu'elle ſoit expreſſé-
ment deſtinée, ce que nous
voyons eſtre veritable par les

P iiij

Conjectures, & les Indices sui-

uans.

42.   Le Nitre est vne espece de Par-
fum, qu'on peut iustement appeller froid, dequoy le sens mesme
nous rend témoignage : Car il pi-
que par sa Froideur, & le palais, &
la langue ; comme les senteurs les
piquent par leur Chaleur ; Et il est
le seul qui produit cét effet entre
tous ceux dont nous auons connoissance.

43.   La pluspart des choses qui sont
froides naturellement, & non pas
par Accident, comme l'Opium,
ont fort peu d'Esprits. Au contraire, presque toutes les chaudes en
ont beaucoup ; Mais c'est vne merueille bien estrange , que le seul
Nitre parmy les Vegetaux, en ait
en si grande abondance , quoy

qu'il soit froid de sa nature. Car le
Camphre, qui est plein d'Esprits,
& qui neantmoins empesche l'A-
ction du Froid, ne rafraischit que
par Accident, à sçauoir par sa subtilité, sans acrimonie, & sert aux
Inflammations

On mesle aussi le Nitre auec les 44
liqueurs, qu'on fait geler par le
moyen de la Neige, & de la Glace,
qu'on met à l'entour d'vn Vase,
Ce qui excite, & fortifie sans doute tous les deux ensemble. Il est
vray que pour la mesme fin l'on
vse encore de Sel commun, qui
donne plustost de l'actiuité à la
froideur de la Neige, qu'il ne la
refroidit de luy-mesme. I'ay appris neantmoins, qu'aux Pays les
plus chauds, où il ne tombe iamais de Neige, l'on fait de la

Glace du seul Nitre , mais ie ne tiens pas cela pour tout asseuré.

45.   La Poudre à Canon, qui se fait principalement du Nitre, estant prise dans quelque Breuuage, augmente grandement les forces du Corps ; A raison dequoy, les Gens de Marine, & de Guerre, ont accoustumé d'en vser ; comme les Turcs de l'Opium, auant le Combat.

46.   Le Nitre pris dans les Fiévres contagieuses, les appaise fort, & tempere les grandes ardeurs dont elles sont accompagnées.

47.   Il est tres-manifeste que le Salpestre * abhorre extrèmement la Flamme dans la Poudre à Canon; D'où se fait cette ventosité merueilleuse, qui semble tonner , tant elle est bruyante.

* ou le Nitre; ce n'est qu'vne mesme chose.

Il se remarque que le Salpestre 48.
est comme l'Esprit de la Terre:
Car il est tres-certain qu'il n'y a
point de Terre (quelque pure
qu'elle soit, & si bien couuerte des
rayons du Soleil, qu'elle ne vegete
presque point) qui ne ramasse assez de Salpestre. D'où il paroist
que l'Esprit du Salpestre, est infe-
rieur non seulement à l'Esprit des
Animaux, mais aussi à celuy des
Vegetaux.

Les Animaux qui boiuent des 49.
Eaux Nitreuses, s'engraissent in-
dubitablement ; ce qui est vne
preuue euidente de la froideur du
Nitre.

L'engraissement de la Terre se 50.
fait principalement des choses
Nitreuses; car il n'est point de su-
mier qui ne soit Nitreux, d'où se

tire vne Conjecture manifeste de l'Esprit du Nitre , & de ce qu'il peut.

51.   Aussi est-ce luy-mesme qui Rafraischit & Condense les Esprits humains, & qui les rend plus vigoureux, & moins acres. Comme donc les Vins trop violens, les parfums, & autres choses semblables, embrasent les Esprits, & abregent la Vie ; Le Salpestre au contraire les resserre, & les rafraischit, & sert à prolonger les Iours des Viuans.

52.   On peut vser du Nitre dans les viandes auecque du sel, iusques à la dixiéme partie ; Comme aussi dans les Boüillons, ou dans la Boisson, de trois iusques à dix Grains ; mais de quelque façon qu'on le prenne, pourueu que ce soit auec

moderation, la Vie en est de plus
longue durée.

Tout ainsi que l'Opium tient le
premier rang entre les choses qui
resserrent & condensent les Esprits par la fuite, & comme au dessous de luy, il y en a d'autres, dont
nous auons parlé cy-deuant, beaucoup moins puissantes, mais plus
seures, qui se peuuent prendre
plus souuent, & en plus grande
quantité, de mesme le Nitre, qui
Condense les Esprits par la Froideur, & par vne certaine Faculté
restrictiue, comme l'appellassent les
Modernes, a pareillement les choses ausquelles il predomine, &
qui luy sont inferieures en ordre.

Il faut mettre en ce nombre
celles qui ont vne certaine sen-

teur qui tient de la Terre, fur tout quand elle eft fraifchement re-muée. Les principales font la Bourroche, la Buglofe, la Pimpre-nelle, la Fueille de Fraifier, & la Fraife mefme ; la Framboife, le Fruict du Concombre crud ; Les Pommes cruës, de bonne odeur, les Fueilles & l'eau de Pampre, comme auffi la Violette.

55. Apres celles-là fuiuent ces au-tres, qui ont ie ne fçay quelle odeur vigoureufe ; & vn peu plus chaude, qui n'eft pas tout à fait exempte de la Vertu de ce Refri-geratif. Telles font la Meliffe, le Citron verd, l'Orange verd, l'Eau-Rofe diftillée, les Poyres de bon-ne odeur, cuites fous la braife, & pareillement les Rofes pafles, les Rouges, & les Mufquées.

Il faut remarquer pourtant que 56.
les Choſes ſurbordonnées au Nitre, ont quelquefois plus de force
eſtans cruës, que lors qu'on les a
paſſées par le Feu. La raiſon eſt,
dautant que par ſa Chaleur il diſſipe cét Eſprit refrigeratif qu'elles
ont. Et partant il eſt meilleur de
les prendre toutes cruës, ou en Infuſion.

D'auantage, comme celles qui 57.
ſont de moindre force que l'O-
pium, produiſent cét effet par le
moyen des odeurs; Il en arriue de
meſme de ces autres, qui ſont ſu-
bordonnées au Salpeſtre. Ainſi
l'odeur de la terre fraiſche & pure
appaiſe grandement les Eſprits,
ſoit en la foſſoyant, ſoit en ſuiuant
la Chatruë, ſoit en arrachant les
Herbes inutiles. Les Fueilles pa-

reillement des Bois, des Hayes,
& des Halliers, d'où elles tombent
sur l'Automne, seruent d'vn grand
Refrigeratif aux Esprits, & particulierement celles du Fraisier
mourant; Comme encore l'odeur
de la Violette, des Fleurs de la Pa-
rietaire, des Féves, des Esglantiers,
& de leurs semblables.

38. Ie rapporteray à ce propos qu'il
me souuient d'auoir connu vn
Gentil-homme, qui pour estre accoustumé à flairer tous les matins
à son réueil vne motte de terre
fraische, a vescu iusques à vn fort
long âge.

59. Il n'y a point de doute que le
Rafraischissement qui se fait du
sang par le moyen des Herbes
froides, comme sont l'Endiuie, la
Cicorée, l'Hepatique, le Pourpié,

&

& les autres semblables ; ne serue
de mesme à rafraischir les Esprits;
mais cela se fait par Circulation, &
non pas immediatement, comme
par le moyen des Vapeurs.

Voila quant à la seconde Condensation des Esprits, par l'vsage
des Choses froides. Quant à la
troisiesme, elle se fait (comme
nous auons dit) par le moyen de
celles qui les adoucissent ; Et la
quatriesme, par ces autres qui ap-
paisent, & repriment leur vigueur
excessiue, & leur trop grand mouuement.

Toutes les choses qui chatoüil- 60.
lent les Esprits, qui leur sont a-
mies, & qui ne les émeuuent point
trop par dehors, les adoucissent
par consequent; ce qui est cause
qu'estans satisfaits, & comme

Q

joüiſſans d'eux-meſmes, ils ſe reti-
tent, & ſe recueillent en leur centre.

61.　Que ſi vous rappéllez en voſtre
memoire toutes celles que nous
auons dit cy-deſſus eſtre ſubor-
données à l'Opium, & au Salpeſtre, ou au Nitre, vous trouuerez
qu'il ne ſera pas beſoin d'en faire
d'autre Recherche.

62.　Quant à celles qui arreſtent la
trop grande violence des Eſprits,
nous en ferons mention tout à
cette heure, quand nous traite-
rons de leur Mouuement. Apres
auoir donc parlé de la Condenſation des Eſprits, qui regarde leur
Subſtance, il faut venir à la moderation de leur Chaleur.

63.　La Chaleur des Eſprits, comme
nous auons dit cy-deuant, doit

estre telle , qu'elle soit Robuste,
non pas Acre, & qu'elle aime plustost à renuerser les Choses obsti-
nées, & opiniastres, qu'à dissiper
celles qui sont subtiles & de-
liées.

Il faut sur tout prendre garde 64.
de n'vser qu'auec moderation
d'Espiceries, de Vins violens , &
d'Herbes trop fortes , telles que
sont l'Origan, le Pouliot, & ainsi
des autres, piquantes au goust , &
qui eschauffent par trop. Car elles
destruisent les Esprits , plustost
qu'elles ne les restablissent.

Au contraire ; celles qui les for- 65.
tifient, sont les suiuantes ; l'Enula,
l'Ail, le Chardon benist, le Cresson,
la Germandrée *, l'Angelique *,
la Veruaine, la Veleriane, le Co-
ston, le Coq, la Fleur du Suseau, la

Q ij

Myrrhe, &c. Mais afin qu'elles profitent, il en faut vser auecque choix, & iugement, tantost aux Sauſſes, tantost aux Medicamens.

66. Les grandes Opiates font le meſme effet, à cauſe que par leur Compoſition, elles produiſent auſſi la meſme Chaleur qu'on demande aux Simples ; mais c'eſt auec bien de la peine. Car ces Herbes chaudes au dernier degré, comme l'Euphorbe, le Pyrethre *, la *Stuuagre*, la Serpentaire *, l'Anacardy, le Caſtereum, l'Ariſtolochie, l'*Opoponax*, l'Ammoniac, le Galbanú, & autres ſemblables, qui ne ſe peuuent prendre par la bouche ; ces Herbes, dis-je, & ces Drogues differentes, entrans en leur compoſition, pour retenir la

force Narcotique de l'Opium, font le Medicament de mesme Nature que nous le requerons. Ce qui paroist euidemment en ce que la Theriaque, le Mithridat, & leurs semblables, ne font pas des Compositions acres, ny qui piquent la langue, mais plustost vn peu ame-res, & d'vne odeur forte; tellement qu'elles produisent leur Chaleur dans l'Estomach, & dans les Operations suiuantes.

L'Amour legitime, plus souuent 67. imaginée, que reduite en Acte; fortifie grandement aussi la Chaleur des Esprits. L'on peut dire le mesme de quelques-vns de ces Mouuemens de l'Ame, & du Corps, dont il sera parlé cy-apres; Et voila pour ce qui est de la Chaleur Analogue des Esprits,

Q iij

par qui la Vie est prolongée.

58.   Il ne nous faut plus maintenant que parler succinctement de la trop grande abondance des Esprits, & des moyens d'empescher qu'ils ne soient ny excessifs, ny boüillans, mais plustost moderez, & dans vne iuste mesure; dautant qu'vne petite Flamme ne fait pas vn si grand degast , qu'vne grande.

69.   L'Experience nous apprend qu'vne estroite Diete, comme celle des Pythagoriciens, des Religieux, & des Hermites austeres, en qui la Necessité, & l'Indigence tiennent lieu de Regle, prolonge beaucoup la Vie.

70.   Ne boire que de l'Eau simple, ne Coucher que sur la Dure; ne bouger d'vn Air froid; Ne Man-

ger que fort peu, & auec cela, que
des Legumes , des Herbes , des
Fruicts, de la Chair, & du Poisson,
l'vn & l'autre plustost sallez que
frais; Et joindre à cecy le Cilice, les
Ieusnes frequens, les longues Veilles, & autres semblables Mortifi-
cations; C'est le vray moyen de
moderer les Esprits, & de les reduire à vne telle quantité, qu'elle
puisse seulement suffire aux Fonctions de la Vie; si bien que leur degast en soit moindre.

Vne Diete neantmoins, qui ne 71.
sera ny si rigoureuse, ny si austere,
pourra causer le mesme effet, pourueu qu'elle soit toussiours esgalement reglée; Ce qui se preuue par
l'exemple de la Flamme. Car quoy
qu'elle soit assez grande , si est-ce
qu'estant constante, & tranquille,

elle consume bien moins de ce qui la nourrit, & fomente, que ne feroit vne moindre, si elle estoit agitée, & nourrie inégalement, Dequoy sert de témoignage encore le regime du Venitien Cornare, qui pour n'auoir beu ny mangé que tant par iour, durant sa vie, passa la centiesme année dans vne parfaite santé d'Esprit, & de Corps.

72.   Mais il ne faut pas priuer de l'Vsage permis, & moderé de Venus, ceux qui prennent beaucoup de Nourriture, & qui ne sont pas mortifiez par les Dietes, & les Austeritez dont nous auons parlé. C'est de peur que les Esprits venants à s'enfler, & à s'esleuer par trop, n'amolissent le Corps, ou ne le destruisent; Et voila tout ce que

nous pouuons dire pour cette
heure de la quantité suffisante &
moderée des Esprits.

Nous rechercherons en suite 73.
les moyens de reprimer le mouuement des Esprits ; estant bien
certain que tel Mouuement les attenuë, & mesme qu'il les embrase.
Cela se peut faire en trois façons;
à sçauoir, par le Sommeil , par la
fuite des Trauaux excessifs, des E-
xercices trop longs , & de toute
Lassitude ; Comme aussi par vn
illustre soin de tenir en bride
les Passions fascheuses , & nuisibles.

Pour le premier, qui est le Som- 74.
meil ; On lit dans la Fable, Qu'E-
pimenedes dormit dans vn Antre
plusieurs années, sans auoir eu besoin d'aucun Aliment. Par où il

est monſtré que l'Eſprit conſume beaucoup moins de Subſtance quand on dort, qu'elle n'en dimi- nuë lors que l'on veille.

75. Il ſe voit par eſpreuue, que cer- tains Animaux, tels que ſont les Loirs, & les Chauue-ſouris, ſe four- rent dans des trous, où ils dor- ment tout l'Hyuer ſans interru- ption ; tant il eſt vray que le Som- meil empeſche qu'il ne ſe faſſe Degaſt des Eſprits vitaux ; ce que l'on eſtime encore eſtre ordinaire aux Abeilles, & aux Freſlons, quand la prouiſion de Miel leur manque.

76. Le Sommeil d'apres le diſner recrée les Eſprits, par des Vapeurs eſleuées au Cerueau, qui ſont tres- agreables, eſtant comme les pre- mieres Roſées des Viandes. Mais

pour tous les autres poincts de la
Santé, il est importun, & dommageable ; Si ce n'est pourtant dans
vne extréme Vieillesse, où le Dormir est en mesme consideration
que le Manger: Toutefois le Somme, ainsi que la Refection, doit
estre frequent, mais court, & petit. Il est vray qu'en l'aage decrepit, on se trouue fort bien de ne
point discontinuër son repos , &
de tenir presque tousiours le lict,
principalement en temps d'Hyuer.

Mais comme vn Sommeil me- 77.
diocre n'est pas vn petit moyen
de prolonger la Vie ; Aussi faut-il
croire qu'il l'est encore plus, si on
le peut auoir tranquille, & sans inquietude.

Pour faire Dormir bien douce- 78.

ment, il faut estimer par dessus
tout la Violette, la Laictuë, specia-
lement celle qui est pommée, le
Syrop de Roses seiches, le Saffran,
la Melisse, les Pommes, prises à
l'entrée du lict; & les Rosties de
Malvoisie, qui sont encore plus
efficaces, si auparauant on y met
en infusion des Roses muscates.
C'est pourquoy il seroit à propos,
ce me semble, d'vser de ces choses
là, ou de Pillules qui fussent propres à la mesme fin, ou de quelque petite Potion, dont on se
pourroit seruir d'ordinaire. Dauantage, la Semence de Coriandre bien preparée, les Coings, &
les Poires de bonne odeur, cuittes
sous la braize (toutes lesquelles
choses, & leurs semblables, sont
grandement propres à resserrer

comme il faut l'Orifice du Ventricule) prouoquent vn Sommeil
doux, & paisible. Mais pour ce
mesme effet, les ieunes gens, qui
ont l'Estomach robuste, n'ont
qu'à prendre vn bon Verre d'Eau
froide, & toute cruë, vn peu deuant que se mettre au lict.

Ie n'ay rien trouué encore sur le
sujet de l'Extase Volontaire, ou
qu'on se procure, ny touchant les
profondes Méditations de l'Esprit. Tout ce que i'en puis dire est,
que pourueu qu'elles n'incommo-
dent point, elles font sans doute
Intention, & Condensation des
Esprits, bien plus puissamment
que le Sommeil, veu qu'elles assou-
pissent les Sens, autant ou plus que
luy, & qu'elles suspendent leurs
fonctions.

79.   Pour ce qui regarde le Mouuement, & les exercices d'où la Lassitude est causée, il ne se peut faire qu'estans trop violens, ils ne soient aussi extrémement dommageables, sur tout les efforts qu'on fait à la Course, à la Paûme, à l'Escrime, & ainsi des autres. De plus, quand on y employe iusqu'aux dernieres forces, comme à Sauter, & à Lutter ; il est certain, que les Esprits pressez, & mis à l'estroit, par la vistesse du Mouuement, en deuiennent plus acres, & font par consequent vn plus grand rauage. Mais quant à ces Exercices, dont le Mouuement, bien qu'assez fort, est neantmoins sans precipitation, & sans que l'effort en soit extréme, comme la Chasse, la Danse, le Manege, le Ieu des Boules ; ils

profitent asseurément bien plus
qu'ils ne nuisent.

Il faut passer maintenant aux
Passions de l'Ame ; & voir quelles
de ces Affections abregent la Vie,
ou la prolongent.

Les Ioyes, quand elles sont ex- 80.
cessiues, attenüent les Esprits, &
les dissipent, si bien que la Vie en
est abregée ; Comme au contraire, quand elles sont ordinaires, &
mediocres, elles les renforçent, &
les excitent, sans les Resoudre, &
les rendre languissantes.

Les Ioyes qui font impression 81.
sur les Sens, sont dangereuses ;
Mais quand on les repasse par la
Memoire, ou qu'on les tire de l'I-
magination, & des grandes esperances, dont tacitement on s'entretient, elles sont profitables.

82.   Vne Ioye resserrée, & peu com-
muniquée, conforte bien plus les
Esprits qu'vne qui s'épand, & que
l'on publie.

83.   La Tristesse, & l'Ennuy (pourueu qu'ils soiét tous deux exempts
d'Apprehension, & de trop d'an-
xieté) prolongent la Vie, plustost
qu'ils ne l'accourcissent ; pource
qu'ils ramassent les Esprits,& font
vne espece de Condensation.

84.   Les Craintes trop grandes abre-
gết la Vie. Car bien que la Peur, &
la Fascherie mettent l'vne & l'autre les Esprits à l'estroit ; la Fascherie pourtant ne fait simplement
que les resserrer.

85.   La Cholere retenuë est aussi vne
maniere de Gesne , qui fait que
l'Esprit attire le suc du Corps.
Mais quand elle peut éclatter li-
brement,

brement, elle contribuë à la Santé, presqu'au mesme poinct que
ces Medicamens forts, qui réueil-
lent la Chaleur naturelle.

L'Enuie, comme vne secrette 86.
Rage, irrite, & mord les Esprits,
qui s'en reuanchent sur la Substance du Corps. Que si quelque
chose la rend plus pernicieuse encore; c'est qu'elle ne se donne presque iamais de relasche, & ne *se
connoist point à Chommer de Feste*,
comme dit le Prouerbe vulgaire.

La Compassion que nous pre- 87.
nons du mal d'autruy, quand il
semble ne pouuoir tomber sur
nous, est vtile; Mais dommageable, à raison de la Crainte qu'elle
produit, quand le Mal-heur que
nous déplorons, se peut refléchir

R

en quelque forte fur nous-mef-
mes. ●

88.   La Honte, fi elle n'eft pas grande, ne fait point de mal, pource
qu'elle ramaffe tout doucement
les Efprits, puis les efpand peu à
peu ; de forte que ceux qui y font
fujets, viuent pour l'ordinaire affez longuement. Mais fi pour
eftre caufée de quelque Ignomi-
nie infupportable , elle n'aban-
donne de long-temps celuy qui
en eft tourmenté; elle preffe les Efprits iufqu'à la Suffocation, & ne
peut eftre en tel cas qu'extrémement dommageable.

89.   L'Amour, s'il n'eft bien malheureux, & s'il ne navre le Cœur
trop profondement, eft vne efpece de joye, & de pareille condition qu'elle.

L'Esperance, qui est la plus vti- 90:
le de toutes les Passions de l'Ame,
adjouste beaucoup à la longueur
de la Vie, pourueu qu'elle ne soit
pas souuent frustrée ; mais qu'elle
entretiéne tout à coup la fátaisie,
par la representation du Bien à
venir. A raison dequoy ceux qui
bornent toutes leurs Enuies dans
vn Bien qu'ils tiennent pour as-
feuré ; s'ils reüssissent continuellement, & successiuement en leur
souhait, sont d'ordinaire de longue vie. De maniere que voyant
leurs desirs accomplis, & qu'il ne
leur reste plus rien à esperer, ils se
laissent soudainement abatre au
Chagrin, & finissent leurs iours
presque aussi-tost que leur Esperance ; Ainsi ce n'est pas la definir
mal, que de l'appeller *vne Ioye en*

R ij

fueille, qui s'eſtend de plus en plus comme l Or battu.

91.   L'Admiration, & la Contemplation, pourueu qu'on ne s'y attache point trop, prolongent la Vie, pource qu'elles arreſtent les Eſprits ſur des ſuiets agreables, & ne leur permettent ny de ſe troubler, ny de croupir dans l'inquietude & la Melancholie. Auſſi eſt-il vray, que parmy tant d'Anciens, qui charmez des ſecrettes merueilles du Monde, ſe ſont adonnez à la Contemplation de la Nature, il s'en eſt trouué fort peu qui n'ayét veſcu long-temps. Tels ont eſté Democrite, Platon, Parmenides, Apollonius de Thianée; Et tels encore ces Rhetoriciens, qui ne faiſoient qu'effleurer la ſuperficie des Matieres, cher-

chant plustost à donner de l'esclat
à leur stile, que de l'esclaircisse-
ment à l'obscurité des choses. A
quoy s'estudioiét entr'autres Gorgias, Protagoras, Isocrate, & Seneque. Et certainement comme les
Vieillards sont la pluspart du
temps grands Parleurs ; Aussi est-
il vray que les grands Parleurs
vieillissent souuent. La raison est,
d'autant que cette demangeai-
son de parolles, resmoigne en eux
vne legere Contemplation, qui ne
trauaille pas beaucoup les Esprits ;
au lieu qu'vne recherche subtile,
les tourmente & les lasse de telle
sorte, que la Vie en est abregée.

C'est là tout ce que i'ay recherché du Mouuement des Esprits
par les Passions de l'Ame. Où i'ad-
iousteray en suitte quelques au-

tres Obseruations generales, outre les precedentes, touchant les Esprits qui ne se peuuent ranger sous la Distribution que i'en ay faite cy-dessus.

92.   Le principal soin qu'on doit auoir, est d'empescher que les Esprits ne viennent à se resoudre trop souuent. Car l'Extenuation precede cette Solution: Et l'Esprit vne fois extenué, se peut mal-aisément restablir, & se Condenser. Cette Solution, ou Dissipation d'Esprits, est causée par vn excez de Trauail : par des Passions de l'Ame trop violentes, par des Sueurs immoderées; par des Euacuations trop grandes, par les Bains, par les Desbauches auecque les Femmes; & pareillement par de trop grands soins; par des at-

tentes douteuſes, par des Maladies malignes, & par des douleurs
qui accablent le Corps, De toutes
leſquelles choſes il ſe faut ſoi-
gneuſement donner garde, par
l'Ordonnance meſme des Medecins les plus vulgaires.

Les Eſprits ſe plaiſent aux choſes 93.
accouſtumées, & aux nouuelles
encore. Toutesfois, pour conſeruer leur vigueur, lon doit auoir vn
extreme ſoin de n'vſer des vns iuſques à s'en ſouler; ny des autres
non plus, qu'on n'y ſoit porté par
vn Appetit extraordinaire. Qu'on
ſe ſouuienne donc d'arracher
quand il le faut, auec peine, & Iugement, ces habitudes enracinées,
auant qu'elles ſe rendent ennuieu-
ſes; Comme auſſi de reprimer vn
peu cét appetit naiſſant qu'on
R iiij

peut auoir pour les nouueautez,
iusques à ce qu'il croisse ; & qu'il
deuienne vn peu plus fort & plus
aiguisé. En vn mot, l'esclat de la
Vie doit estre reglé de telle sorte,
qu'il soit souuent, & diuersement
renouuellé, de crainte que les Esprits ne s'engourdissent, pour estre
attachez sans cesse à mesmes obiets. Car bien que Seneque n'ayt
pas mal dit *Que le Fol commence de
iour en iour à viure* ; Si est-ce que
ie ne trouue point pour moy que
cette Folie, comme beaucoup
d'autres, soit inutile à la Durée de
la Vie.

94. Il est important aux Hommes
(quoy que le contraire se pratique)
d'entretenir leurs Esprits, sans en
changer l'Estat, quand par la ioye,
& la tranquillitée de leur Ame, ils

connoiſſent qu'ils ſont bien raſſis,
& bien ſains: Au contraire, c'eſt à
eux à les reprimer, en y apportant
de l'alteration, lors qu'ils les voyét
ſans arreſt, & ſur le point d'eſtre
gaſtez par le Chagrin, la Fainean-
tiſe, & les autres Indiſpoſitions
interieures. Or comme les Eſprits
ſe tiennent en eſtat par le iuſte Reglement des Paſſions, ioint au bon
Regime de Viure, à la Cōtinence,
à la Moderation du Trauail, & au
repos mediocre; Auſſi ſe trouuent
ils alterez, voire accablez tout à
fait par les Choſes contraires, qui
ſont les Affections trop vehemen-
tes, la trop bonne Cheré, les de-
bordemens auecque les Femmes;
les Trauaux Exceſſifs; les Deſirs ar-
dants; & les Affaires qui embar-
raſſent. Mais l'on a beau dire aux

Hommes que toutes ces Chofes leur font nuifibles; Ils ne peuuent fe le perfuader, & tant plus ils fe fentent à leur aife, tant plus ils s'abandonnent, non feulement aux plaifirs du Lit & de la Table, mais encore à la Fatigue; aux Affaires, & à l'execution des Entreprifes les plus difficiles. Que fi quelqu'vn veut viure long-temps, qu'il fe gouuerne tout autrement, prenant foin d'entretenir ce qu'il y a de bon dans les Efprits, & de changer, ou d'efpuifer tout ce qui s'y trouue de mauuais.

95.   Ficin a raifon de dire que les Vieillards, pour recréer leurs Efprits, & les conforter, doiuent repaffer fouuent par leur memoire les Actions de leurs premieres années. Auffi eft-il à croire que ce

souuenir leur agrée particulierement, & plus qu'aux autres Personnes. Pour cette mesme raison,
les Hommes goustent auecque
douceur la compagnie de ceux
auec qui ils ont esté esleuez, & vi-
sitent aussi auec plaisir, les lieuu
où ils ont esté nourris en leur bas
aage. Tesmoin Vespasien, à qui ce
diuertissement innocent estoit si
recommandable, qu'estant paruenu à l'Empire, il ne pût iamais se
resoudre à quitter la maison de
son Pere, toute petite qu'elle estoit,
pour en aller habiter quelque autre plus grande, & plus magnifique. Ce qu'apparemment il ne
vouloit point faire, de peur de sou-
straire quelque chose à l'accoustu-
mence de ses yeux, & de perdre
les Obiets des doux passe-temps

de son enfance. L'on tient mesme qu'aux Festes solennelles, ce grãd Empereur, se plaisoit à boire dans vne Tasse de bois, bordée d'argent, que son Ayeule luy auoit laissée.

96.   Les Esprits aiment par dessus tout qu'on leur fournisse de iour en iour, des entretiens plus benins, & plus agreables. C'est pourquoy ie trouue fort preuoyans, & bien aduisez, ceux qui mesnagent si bien leur Ieunesse, & leur aage Viril, qu'ils laissent tousiours de nouueaux soulagemens à leur Vieillesse, la plus importante Recreation de laquelle est vn Repos moderé ; de sorte que ceux qui veulent vieillir dans les Charges, iusques à n'en pouuoir plus, & sans penser à faire retraitte, sont Homi-

cides d'eux-mesmes. Ce que sçeut
fort bien connoiſtre Caſſiodore,
qui laiſſant la Cour des Rois Goths
d'Italie, où il auoit gouuernè auec
tant d'Authorité, qu'il ſe pouuoit
dire l'Ame, & le Genie de leurs
affaires, il ſe retira dans vn Mona-
ſtere, en l'age de quatre-vingts
ans, auſquels il en adiouſta vingt
autres dans cette Solitude, où il
termina ſes iours. Mais deux precautions leur ſont neceſſaires
pour ce ſuiet. La premiere, qu'ils
n'attendent pas que le Corps ſoit
tout à fait maladif, & caſſé, dautant que tout Changement, fut-il
en mieux, haſte la ruïne de ces
Corps minez, & conſommez. La
ſeconde, qu'ils ne s'abandonnent
pas à vne Oyſiueté faineante,
mais qu'ils ayent quelque agrea-

ble employ, pour occuper leurs
penſées, & leur Imagination ; tel
qu'eſt par exemple celuy de l'eſtu-
de des Lettres, des Baſtimens, &
de l'Agriculture.

97.	Enfin vne meſme Action con-
nuée, quád elle eſt vtile, vne Con-
tention opiniaſtre, & vn Trauail
entrepris volontiers, & auec ardeur, ſont des choſes qui recréent
les Eſprits ; Comme au contraire,
rien ne les abat tant, que ce qu'on
fait auec auerſion, & à contre-
cœur. Pour iouyr donc d'vne longue vie, il faudroit, s'il eſtoit poſſible, la regler de telle ſorte, qu'elle
fut independante de toute autre
volonté que de la noſtre ; Ou du
moins auoir cette force d'Eſprit
ſur nous-meſme, que la Fortune
ſemblât nous mener pluſtoſt que
nous trainer.

Il ne faut pas oublier encore pour 98.
le Regime des Paſsions, d'auoir vn
ſoin tres particulier, que l'Orifice
du Ventricule ne ſoit point trop
relaché. La raiſon eſt, dautant que
cette partie-là domine plus fortement ſur les Mouuemens ordinaires de l'Ame, que ne font ny le
Cœur, ny le Cerueau, exceptez
neantmoins ceux qui ſont eſmeus
par de puiſſantes Vapeurs, comme il arriue dans l'excez du Vin, &
dans la Melancholie.

Voilà ce que nous auons à rechercher, touchant cette Operation laborieuſe, qui peut en quelque façon, empeſcher que les Eſprits ne vieilliſſent ſi toſt, & les
faire refleurir. A quoy nous auons
d'autant plus volontiers employé
nos ſoins, qu'il nous a ſemblé bien

estrange que les Medecins ny les autres Autheurs n'ayent rien dit d'vne chose si necessaire; Et que d'ailleurs nous auons pris garde, que l'Operation qui conserue, & raieunit les Esprits, est vn chemin bien plus court, quoy qu'il soit moins battu, & plus aisé, mes-me pour prolonger le cours de la Vie. Il y en a deux raisons, qui sont, que ny l'Esprit, ny les Vapeurs, & les Passions n'agissent que par A-bregé; l'vn sur le Corps, & les au-tres sur les Esprits. De maniere qu'on peut dire de ces deux Ope-rations, qu'elles tendent à la fin par vne ligne droitte; au lieu que toutes les autres n'y vont qu'en li-gne oblique, & comme en tour-noyant.

OPERATION.

OPERATION
sur l'exclusion de l'Air,

OV

Aduis, pour se mettre en defence contre l'Air exterieur.

I. I.

HISTOIRE.

ENCORE que l'Air, qui enui-ronne nostre Corps, ait vn commerce necessaire auecque l'Esprit qui le viuifie, & que par ce moyen il luy serue de pasture, & de remplacement de ce qui peut estre continuellement dissipé; il est euident neantmoins qu'il fait d'extrémes rauages sur tous les Sucs dont nos membres sont substantez. A raison dequoy il

S

importe beaucoup de se munir
contre les degasts qu'il peut causer, & de faire en sorte, que l'v-
sage n'en soit que doux, & profitable.

2.   Et dautant que les Sucs necessaires pour le soustien de nostre
Corps, ne peuuent estre dissipez,
qu'il ne se fasse perte aussi de
quantité d'Esprits auec eux, il
importe grandement que les
Pores ne soient point trop ouuerts, de peur que ces precieuses
Substances ne se trouuent excessiuement dissipées : Autrement
il seroit impossible d'euiter, que
toutes nos parties Massiues ne
deuinssent flétries, foibles, & ex-
tenuées.

3.   Aussi auons nous déja dit, que
nos Chairs ne peuuent demeurer

molles, tendres, & fucculentes,
qu'à mefure qu'elles font pour-
ueuës de bonnes humeurs, & fo-
mentées par vne chaleur tem-
perée; ce que l'Experience confirme, fi bien qu'auffi toft que ces
deux fortes d'aides viennent à
manquer , toutes nos parties
charnuës font confommées , &
nous tombons dans vn deffeiche-
ment vniuerfel, & ineuitable.

Suiuant cela , il eft vray-fem-
blable que l'on fe garentit beaucoup mieux de cette grande diffipation dans les lieux ferrez, que
dans ceux qui font fpacieux; fur
tout fi l'on s'empefche d'eftre
troublé par des paffions , ou de
s'agiter par des exercices deme-
furez : dautant que ces chofes
rendent la chaleur immoderée;ce

S   ij

qui eſt cauſe, que ces grands de-
gaſts qui ſont à craindre, comme nous venons de dire, en ſur-
uiennent pluſtoſt, & bien plus
dangereuſement.

5.　　　Que s'il en eſtoit beſoin, nous
aurions moyen de confirmer
tout cecy par diuerſes preuues
empruntées de l'Hiſtoire; qui
nous apprend, qu'en pluſieurs
Climats il y a eu autresfois des
Hommes d'vne exceſſiue grandeur, & ſur tout aux premiers
ſiecles, à cauſe que la couſtume
de baſtir des Maiſons ſpatieuſes
ou eſleuées, n'eſtoit pas encore in-
troduitte dans le Monde; Et que
par conſequent il eſt vray-ſem-
blable qu'alors on habitoit dans
des lieux ſouſterrains, dont l'Air
n'eſtoit pas fort eſmeu ny agité:

& de là procedoit enfin, qu'outre que les Hommes estoient plus
forts, ils estoient aussi de plus
longue vie; Et mesme sur ce subiect, il me semble qu'il y a lieu
de s'imaginer que ces anciens A-
nacoretes, que l'on dit auoir eu
des Colomnes pour leur loge-
ment, auoient choisi pour leur
demeure des lieux estroits, & sur
lesquels l'ardeur des rayons du
Soleil n'auoit pas beaucoup de
prise. A quoy nous pouuons encore adiouster, que nos plus so-
litaires Hermites vieillissent bien
souuét dans leurs basses Cellules,
à cause que le grand Air, & sur
tout les chaleurs violentes, n'y entrent pas si facilement.

Auec cette façon de viure à
l'ombre, ou hors de l'Air eschauf-

fé a beaucoup de conformité le
feiour que l'on fait fur le haut des
Montaignes , à caufe que la re-
uerberation faite dans le fonds
des Valées , ne remonte pas iuf-
ques-là : à condition toutesfois,
que l'Air de ces lieux efleuez demeure pur , comme il fait aux
pays Sablonneux , qui font
exempts de l'incommodité d'en-
uoyer des Vapeurs en l'air : chofe au contraire extrémement
commune aux pays humides , &
marefcageux ; à quoy fert de
preuue, qu'en Barbarie les Hommes y viuent pour l'ordinaire,
cent ans , & d'auantage , principalement s'ils font leur demeure
fur les fommets des Montagnes.

7.   Il fe voit par-là , qu'vn Ait
paifible , & qui n'eft ny trop re-

mué, ny trop eschauffé, ne fait
pas beaucoup de degast dans nos
Corps; au lieu que celuy des lieux
descouuerts, ou qui est exposé à
de grandes reuerberations, & su-
ject à des chaleurs immoderées,
nous aborde plus facilement; &
subtilisant par trop nos humeurs,
& nos Esprits, nous empesche de
ioüyr en repos de l'vne & de l'autre de ces precieuses Substances,
de la dissipation & de la ruine
desquelles nous arriuenr d'ordinaire, vne langueur, vn desseichement, vne extenuation, & en fin
vne mort precipitée; Accidens
contre lesquels il est bon que
nous taschions de nous mettre en
defence.

Au reste, afin d'empescher que 8.
l'Air exterieur ne nous cause des

pertes ſi conſiderables, c'eſt à dire, qu'il ne conſomme les Sucs
qui ſuſtentent nos Membres; &
qu'il ne faſſe exaler les Eſprits qui
les viuiſient, il faut tendre principalement à deux fins: l'vne, de
tenir les Pores de noſtre peau ſerrez; & l'autre de les boucher, &,
par maniere de dire, de les enduire de quelque Matiere eſtenduë,
& adherente par deſſus eux, ou
qui meſme ſe gliſſe dans leurs ca-
uitez.

9.   Quant au reſſerrement des Pores, les moyens de le procurer
ſont, ou la Froideur meſme de
l'Air, qui enuironne noſtre Corps,
ou de ne le couurir pas, & le laiſſer nud, à cauſe que la peau en eſt
renduëplus dure, & moins laſche;
ou de ſe lauer ſouuent auec de

l'Eau fraîsche, ou de luy appliquer par dehors des choses aftringen- tes, comme pourroient eftre, du Maftic, de la Myrre, & d'autres Gommes femblables.

Adiouftons encore à cecy, que 10. les Bains font fort propres à cette Intention, principalement pen- dant les chaleurs de l'Efté ; & moyennant qu'ils foient faicts dans des Eaux minerales aftrin- gentes ; comme font les Alumi- neufes, les Vitriolées, & les Ferru- gineufes, dans lefquelles neant- moins les Sels ne foient point dif- fous en quantité exceffiue.

D'ailleurs, pour le Refferrement, 11. ou pour le deffein d'infinuer dans les Pores quelque Subftance qui les tienne fermes, il faudroit auoir recours à des Matieres onctueuses, & propres à estre reduites en forme de Verniz, ou pour le moins aux Huyles, & aux Graisses, que l'on n'a pas tant de peine de recouurer.

12.   Les anciens Bretons auoient accoustumé de se graisser de certaine paste succulente, que l'on nomme en François *de la Guedde*, ou en certains endroits, *du Pastel*. Et à cause que par cette application leur couleur naturelle estoit changée, & qu'elle approchoit de celle des Oliues, quelques-vns ont pris occasion de dire, qu'ils ont esté appellez *luysants*, *peints*, & *colorez*. Quoy qu'il en soit, il est certain qu'ils viuoient ordinairemét fort longtemps, & il y a de l'apparence, que cette application de teinture

graſſe, & adherente y contribuoit
beaucoup.

Cette meſme couſtume s'ob- 13.
ſerue encore auiourd'huy parmy
les habitans du Brezil, qui pour
la plus-part ſont de longue vie,
& parmy leſquels il s'en eſt trouué vn bon nombre, qui à l'aage
de ſix-vingts ans, auoient encore
les fonctions du Iugement & de
la Memoire ſaines & entieres, &
qui meſme n'eſtoient pas tout à
faict décheus de leurs forces.

Vn certain qu'on appelloit *Iean* 14.
des Temps, ou Iean le Vieil, inter-
rogé par quel moyen il s'eſtoit ſi
longuement conſerué, reſpon-
dit, *Que ç'auoit eſté, en vſant*
d'Huyle par dehors, & de Miel par
dedans.

Les Hyberniens, ou les Irlan- 15.

dois d'auiourd'huy, ſont encore
de longue vie , principalement
ceux qui ſe tiennent hors des Vil-
les , & dans les Foreſts. Ils font
mention de certaine Dame de
leur pays , nommée la Comteſſe
d'Eſmònd, qu'ils aſſeurent auoir
atteint l'âge de ſept vingts ans;
& de qui les dents auoient eſté
renouuellées par deux fois , apres
la cheute de ces premieres, qui luy
eſtoient ſorties en ſon enfance,
comme au reſte des hommes, tellement qu'elle en auoit eu par
trois fois de nouuelles. Or ce
n'eſt pas aux ſiecles paſſez qu'ils
rapportent qu'elle a veſcu, mais
au noſtre preſque, & il y a encore
quantité de gens qui l'ont veuë.
En quoy ce que nous auons à remarquer , particulierement de

ceux de ce pays-là , est qu'ils se frottent communement d'Huyle deuant le feu , ou de vieux beurre.

Il y a aussi vne autre chose 16. bien remarquable touchant ces peuples : C'est que les toiles dont ils font leurs chemises , & leurs draps à coucher, sont iaunes, & saffranées. Or bien qu'il semble d'abord qu'ils n'vsent de ces linges ainsi colorez, que pour se garantir de la Vermine ; Il y a de la vray-semblance pourtant , que cela ne contribuë pas peu à les faire viure d'auantage que le commun des Hommes. La raison est, que le Saffran maintient, & conserue les forces, tant à cause de son onctuosité, qui remedie au relaschement de la peau, &

à la dilatation des Pores, que par
ſa chaleur, & moderée, & benigne, ioincte à ſon odeur extrémement douce , que l'Experience
nous appréd eſtre amie du Cœur,
du Cerueau, & meſme des parties qui ſeruent à la digeſtion des
alimens. Il me ſouuient à ce propos d'auoir connu vn Anglois,
qui toutes les ſois qu'il s'embar-
quoit, ne faiſoit pas de grandes
prouiſions , encore qu'il creûſ
eſtre aſſez long-temps ſans prendre terre : Mais qui ſe donnoit
ſur toutes choſes vn ſoin extraordinaire de porter vn ſachet
plein de Saffran ſur ſon Eſtomach , duquel il diſoit receuoir
deux tres-bons effects ; l'vn de ſe
paſſer de manger , & l'autre de
s'exempter de vomir, à quoy il

se disoit estre fort subiect, auant
que d'aubir appris l'vsage de ce
remede.

A tout cecy se rapporte ce que
quelques Medecins, apres Hyp-
pocrate, ont iugé du changement de Linge, qui ne doit pas
estre si frequent dans les maladies, ny durant les grandes chaleurs, à cause qu'il ouure d'auantage les Pores, que lors que ce
qui touche la peau est gras, & couuert de crasse.

Bref, c'est vn conseil impor- 18.
tant pour se maintenir en santé,
& pour viure longuement, que
de se graisser d Huyle d'Oliues,
ou d'Amendes douces. La meilleure façon d'en vser, est de s'en
frotter tous les matins au sort
du lict, auec de l'esponge, ou de

la laine legerement imbibée; de
forte que la liqueur ne coule
point, ou ne tombe pas à terre;
mais qu'elle humecte seulement
la peau par deſſus. A quoy ie voudrois encore que l'on adiouſtaſt
quelque peu de Saffran, & de ſel
noir, ou qui n'euſt pas eſté blanchy parmy l huyle; ce qui ſerui-
roit à rendre le Remede aſtrin-
gent.

19.   Mais il faut prendre garde ſur
tout, à ne ſe point froter auec trop
de violence, pour ne produire vn
effect contraire à celuy que l'on
pretend : c'eſt à dire , pour ne
faire ſortir les Eſprits, au lieu de
les retenir. Voylà pourquoy ie
conſeille que cét arrouſement ſe
faſſe peu à peu , & legerement;
ou bien que l'on abbreuue meſ-

me

me d'Huyle le linge qui touche la peau.

Possible opposera-t'on à ce que 20.
nous venons de dire, que cette coustume de se graisser d'huyle, estoit anciennement fort pratti-quée parmy les Romains, qui pourtant n'en receuoient pas les effets que nous pretendons. mais nous auons contre cette accusa-tion vne forte defence, qui est que c'estoit au sortir du Bain chaud, que les Romains met-toient de l'huyle sur leurs Corps; au lieu que nous voulons qu'on s'en frotte sans s'estre baigné, principalement dans de l'eau chaude, comme c'estoit leur cou-stume; à cause que cette chaleur auroit plus de pouuoir pour ou-urir les Pores que la Frictiõ, dont

T

nous demeurons d'accord n'en
auroit pour les fermer. Aussi tout
bien consideré, ce n'estoit pas
leur attente, que de procurer par
là vne plus ferme santé ; mais
seulement de rendre leur peau
plus douce : & pour la mesme
raison, à cause qu'ils estoient voluptueux, ils se parfumoient au
sortir du Bain. Mais pour ce qui
est des Parfums, ils ne s'accom-
modent point à nostre dessein,
d'autant qu'ils excitent & esueil-
lent par trop la Chaleur, d'où
s'ensuiuent des inconueniens
tout à faict opposez à ce que nous
desirons.

21.   Finalement, pour mieux entendre combien cette resistance
à l'Air exterieur est profitable en
toutes saisons, il faut prendre

garde qu'en Hyuer elle empesche
que le Froid ne soit si penetrant;
& qu'en Esté elle ne donne pas vn
si libre accez à la Chaleur de dehors vers celle qui est dedans
nous ; d'où s'ensuit enfin que
ceux qui vsent de cette precaution, ne sont pas si foibles ny si
extenuez pendant les grandes
Chaleurs.

Mais apres auoir monstré 22.
combien ces Onctions sont vtiles, il faut que nous prenions garde aux bonnes façons de les pratiquer, & par consequent il me
semble à propos de deduire icy
quelques Inconueniens, qui en
peuuent suruenir, auec les moyens
d'y mettre ordre.

La premiere donc de ces in- 23.
commoditez est, que le bouche-

ment des Pores, ostant la liberté
aux Esprits de sortir, l'oste aussi
par mesme moyen aux Sueurs;
d'où il aduient que le Corps demeure chargé d'excremens, pour
n'auoir eu le moyen de s'en des-
charger par vne si signalée Euacuation, de laquelle, si elle vient
à estre supprimée, peuuent naistre de dangereuses maladies:
Mais pour obuier à ces Accidens,
il est necessaire de reparer ce deffaut d'expulsion de superfluitez,
par des purgations douces, & des
clysteres, qui en effet tirent dehors les humeurs nuisibles, sans
agiter les Esprits, commé les
sueurs.

24.   D'vn autre costé, nous auons
à craindre que nostre Chaleur
interne, ou nos Esprits, tant fi-

xes & arreſtez à chaſque partie,
qu influans & eſpandus de quelques ſources principales, ſur toute la Maſſe, par le moyen de leurs
canaux, à faute d'eſtre peu euen-
tez, ou pour ſe trouuer trop en-
fermez, ne s'enflamment à la fin,
& ne faſſent boüillir le ſang. De
là ſe peuuent enſuiure de tres-
grands Maux, tant à cauſe des
fumées qui s'eſleuent au Cerueau,
qu'à raiſon des deſbordemens,
& des ſorties des humeurs hors
de leurs vaiſſeaux, deſordres qui
pourroient enfin degenerer en
fieures ou fluxions, & en eſtouf-
femens, ou Apoplexies. Mais
pour preuenir ce danger, il eſt
neceſſaire que l'on ſe nourriſſe de
viandes, & qu'on s'abreuue de
boiſſons qui faſſent vn ſang tem-

T iij

peré, afin qu'il ne soit pas susceptible de ces embrasemens, &
qu'estant attenué il ne se iette
auec violence sur les parties, ou
qu'enfin y estant porté , il n'y
cause des ardeurs dangereuses,
& n'y fasse des érosions impor-
tunes.

25.   Le troisiesme inconuenient
que nous auons à preuenir est,
que le Cerueau ne deuienne chargé & accablé de vapeurs. Ce qui
cause ce danger est, que la transpiration ou dissipatió des fumées
estant empeschée par tout le
Corps, il est comme infaillible,
qu'elles monteront en haut , &
se transporteront à la teste, à cause que c'est l'ordinaire des exha-
laisons de monter, & d estre es-
louées; Et d'autant que cette sur-

charge furuenant au ceruoau, seroit ineuitablement suiuie de fu-
neftes accidens; il importe de la
deftourner par de frequentes
purgations, ou pour le moins,
par l'vfage des lauemens, qui fans
faire du rauage, ny de l'agitation
à nos humeurs, sont propres à vui-
der ces impuretez, qui s'efchauf-
feroient, fi elles croupiffoient, ou
s'arreftoient trop long-temps
dans les inteftins; outre qu'elles
enuoyeroient des fumées vers la
partiefuperieure de noftreCorps,
qui eft comme le toict d'vn logis, ordinairement plein, & chargé de vapeurs. Auecque cela, au
foin de lafcher le ventre, il faut
adioufter celuy de se peigner, &
de se frotter la tefte, & le haut des
efpaules, afin de donner iffuë aux

T iiij

vapeurs, ou de les attirer ailleurs;
sans obmettre l'exercice, à cause
qu'il dissipe de nostre Corps
beaucoup d'humeurs superfluës.

26.   Pour dernier dommage pro-
uenant du bouchement des Pores de la peau, l'on a subiect de
soupçonner, que l'Esprit ne s'ex-
halant point demeurera enfermé,
d'où s'ensuiura que deuenant plus
copieux & plus abondant, à faute de se dissiper, il augmentera
de force, aussi bien que de quantité, & deuiendra trop actif, &
trop ruineux. Toutesfois, cette
apprehension seroit mal fondée,
à cause qu'au lieu de s'accroistre,
estant enfermé, il s'esteindroit
facilement, comme le feu se
stouffe s'il n'a point d'Air. Pour
empescher donc qu'il ne s'es-

mousse, ou qu'il ne s'esteigne, à
faute d'auoir assez d'espace pour
s'eslargir, il est expedient de ne
luy boucher pas tout à faict ses
sorties, & de s'opppser à ce qu'il
ne prenne des Aliments qui en
engendrent vne trop grande
abondance. Mais sur tout il
faut faire en sorte que ceux qui
sont engendrez ne soient point
petulans. Ce que l'on peut obte-
nir, en s'abstenant des viandes
dont le suc est chaud, & en faisant choix de celles qui l'ont
temperé.

Au surplus, il seroit peut estre 27.
vtile de porter pres de la peau du
drap de laine, plustost que de la
toile, à cause qu'il est onctueux,
ou que de soy-mesme il a de la
graisse ; Et ce qui donne lieu à

cette pensée est que les Sachets &
les poudres de senteur, ne retiennent point leur force si longuement sur les draps de soye ou de
lin, que sur ceux de laine. I'adiouste à cecy que la Contagion
s'attache bien plus facilement à
ceux qui sont vestus d'estoffes
grossieres , qu'à ces autres qui
n'en portent que de déliées ; Et
de tout cela ie conclus, que celles-là immediatement posées sur
la peau, en dilatent moins les Pores, & par consequent qu'ils font
moins exhaler les Esprits.

28.　　C'est possible là dessus qu'est
fondée la coustume des Hyberniens, de se bien enuelopper de
leurs couuertures de laine , dés
qu'ils se sentent malades ; & de
reietter le linge dont ils vsoient

auparauant , pendant qu'ils
estoient en santé.

La derniere remarque tou- 28.
chant les moyens d'empescher
les impressions ou les esmotions
trop violentes de l'Air exterieur
sur la Chaleur naturelle, ou sur
l'Esprit viuifiant, est, que d'en
respirer vn auquel on soit natura-
lisé, esmeut beaucoup moins, que
si l'on change trop souuent, de
demeure, comme par exemple, si
l'on quitte les Montagnes, pour
se retirer aux Vallées; ou si des
Pays secs on va s'habituer aux
lieux maritimes : ou si apres les
grandes Chaleurs du iour en plein
Esté, l'on s'expose aux frais-
cheurs de la nuict, surtout si on
se connoist suiect aux Catherres,
ou aux defluxions : Et par conse-

quent il eſt neceſſaire en tout cecy d'auoir eſgard aux Saiſons, aux
Lieux , & aux Temperamens des
perſonnes, qui ſont les derniers
conſeils que nous donnerons
pour maintenant ſur cette matiere.

OPERATION, OV

*Aduis touchant la Generation
& la Diſtribution du Sang.*

III.

HISTOIRE.

1. LES Aduis que nous allons
propoſer dans cét Article &
dans celuy qui ſuiura immediatement apres, ont de la correſpon-
dance auec les deux Operations

precedentes. Mais cette corres-
pondance est vne espece d'oppo-
sition mutuelle, comme celle qui
se trouue entre les choses qui agissent, & ces autres qui patissent. En
effet nous auons cy-deuant tasché
de descouurir les moyens d'empescher que l'Air & les Esprits ex-
terieurs, qui font impression sur
nos Corps, ne leur causent de trop
grandes alterations ; Et icy nous
songeons aux expedients de faire
en sorte que le Sang & les Humeurs qui nourrissent nos membres, ne soient trop alterez & ne
souffrent des degasts trop dommageables aussi. Au reste pource
que le sang est vne prouision necessaire pour la subsistance de
nostre vie, il est à propos de mettre icy les premiers en ordre, les

Conseils qui tendent à bien mesnager vn fonds si precieux : Ce que nous fairons de telle sorte, que les expediens par nous proposez pour vne fin de cette importance, ne seront que peu en nombre, de peur de lasser ou de confondre l'Esprit de ceux qui les liront, & ne laisseront pas toutesfois d'estre fort importans, & de tres-grande efficace.

2.   Nous supposons donc en premier lieu, que la meilleure disposition du Sang, pour n'estre pas dissipé, est qu'il ne soit point eschauffé, mais temperé de froideur. Par consequent il est necessaire d'vser d'Alimens, qui sans nuire à la chaleur naturelle, tiennent les Humeurs qui en seront engendrées dans vne modera-

tió de fraischeur, qui ne puisse apporter aucun preiudice à la Chaleur naturelle. Toutesfois, à cause qu'il est difficile d'vser d'Alimens qui refroidissent le Sang,
sans qu'ils nuisent à l'estomach,
& aux parties qui preparent les
premieres viandes, pour la nourriture de tout le Corps : il n'y a
point de danger d'auoir recours à
d'autres aydes, pour faire reüssir
nostre Intention; principalement
aux deux suiuantes, qui me semblent y estre propres.

Le premier donc, est, Qu'on   3.
s'accoustume dés la ieunesse à v-
ser de Lauemens, non pas Laxa-
tifs ou Netersifs, mais seulement
Rafraischissans & Aperitifs : de
m'imagine pour cét effect qu'il
en faudroit faire auecque les sucs

de Laictuë, de Pourpier, de Morelle, de Iombarde, & du Mucilage de Phyllium, ou graine à pulce, mis dans vne Decoction aperitiue; & y adiouster quelque grain de Camphre; à condition neantmoins que lors qu'on sera paruenu au declin de l'âge, l'on mette au lieu de ces Sucs, ceux de Chychorée, d'Endiue, de Bourrache, de Buglose, &c. Et de plus, qu'on retienne les lauemens, apres les auoir receus, le plus qu'on pourra, c'est à dire, tout au moins, l'espace d'vne bonne heure.

4.   Le second aduis, Qu'on se baigne en temps d'Esté dans de l'eau douce, & tant soit peu tiede, sans y mesler aucunes herbes emolliétes, comme sont les Mauues, les

Guy-

mauues, la Mercuriale, la Parie-
taire, & ainsi des autres ; Mais que
pour toute addition l'on y mette
quantité de laict clair, & de roses

Cependant il faut prendre garde que la froideur de l'Eau ne soit
pas trop grande, & qu'elle ne fasse point retirer tout à coup la
chaleur au dedans, à cause qu'e-
stant concentrée, au lieu de s'a-
doucir, elle s'irriteroit, & enflam-
meroit les humeurs.

A nostre Intention aussi reuient
fort bien l'vsage des Vessies, appli-
quées en forme de Fomentation ;
pleines de Decoctions faites auec
des Herbes rafraichissantes nom-
mées cy-dessus, & moderement
attiedies, principalement si l'on
fomente le ventre, au bas, ou au
dessous des costez, à cause que les

V

Viſceres, qui pouruoyét à la nourriture du Corps ſoit logée en cét
endroit, & qu'elles-meſmes eſtant
téperées, toutle reſte s'en reſſent.

7.   Or dautant que les Conſeils
precedents ne regardent que la
qualité du Sang, il me vient en la
penſée d'en adiouſter icy quelqu'vn qui ſe rapporte a ſa propre
Subſtance, & quitende à luy donner vne conſiſtance ſi ferme, que
la vigueur de la Chaleur, ny la
force actiue de l'Eſprit, ne déſv-
niſſent point ſes parties, & ne diſſipent aucune portion de celles
qui eſtabliſſent ſa Compoſition.

8.   A cét effect pourroit ſeruir, ſi
ie ne me trompe, l'Or preparé, ſi
l'on treuuoit moyen de le rendre
diſtribuable à noſtre Chaleur Naturelle, à raiſon de la fermeté de

ſon Suc interne, qui reſiſte à tant de ſortes d'eſpreuues violentes, & rigoureuſes, que fór ordinairemét ſur luy, ceux qui le purifient. Toutes fois, à cauſe que pluſieurs le rendent potable auecque des liqueurs corroſiues, il ſeroit neceſſaire de le diſſoudre par quelque moyen exempt d'acrimonie, ou au deffaut de cét expedient, d'en vſer en chaux, en fueille, ou en limaille, dans des Oppiates amies de noſtre Chaleur naturelle, faites de poudres incapables de nuire, & qui luy fuſſent conformes, ſoit en vertu, ſoit en proprieté.

Outre l'Or, on pourroit auſſi à mon aduis, ſe ſeruir de Perles, de Corail, & d'autres choſes ſemblables, preparées ſelon la metode que les bons Medecins ont in-

uentée, & auec l'induſtrie donc
ils ont accouſtumé de faire auiourd'huy leurs Magiſteres. Car
bien que quelques vns en blaſ-
ment l'vſage, la raiſon pourtant,
qui me perſuade que ces choſes
bien employées ne ſont pas inutiles, eſt, que par le moyen de la
grande Attenuation qu'on leur
donne, on les rend diſpoſées à
s'ingerer dans le Sang, & dans le
Suc nourricier, pour luy donner,
en s'y meſlant, plus de fermeté,
qu'il n'en a de luy-meſme; & par
conſequent, plus de reſiſtance à
eſtre diſſipé par la Chaleur, qui
ne deſtruit point les Subſtances
qui ont acquis de la lenteur, & de
la tenacité, comme celles qui ſont
laſches, & mal affermies. D'où il
s'enſuit enfin, que la pourriture

ne ſuruient pas au Sang ſi aiſé-
ment, outre qu'il en deuient plus
propre à ſuſtenter les parties, où
il paruient, & où il eſt plus eſ-
pandu.

Il ne reſte maintenant qu'à 10.
dire auec quel ordre il eſt expedient de mettre ces choſes en v-
ſage. Pour en preſcrire vne metode aſſeurée, ie vous aduertis
qu'on ne peut s'en ſeruir qu'en
vſant inuiolablement de ces precautions. Premierement, que ces
Subſtances ſoient exactement
comminuées, c'eſt à dire, renduës
preſque impalpables par le broye-
ment, ou par les diſſolutions
qu'on en aura faites. Apres, que
l'on ne meſle rien auec elles qui
ſoit malin, acre, ou veneneux;
comme font bien ſouuent ceux

V iij

qui les diſſoluent auec des eaux
fortes, corroſiues, & rauageantes;
à cauſe que par ce meſlange l'E-
ſtomach, les Boyaux, & les Veines meſmes pourroient eſtre vl-
cerées. Adiouſtons encore à cela, qu'il n'en faut point vſer parmy les Aliments, de peur qu'il ne
s'en enſuiue de faſcheuſes obſtru-
ctions; Et pour concluſion, que le
plus ſeur eſt de n'en faire pas couſtume ; mais d'en prendre loin
à loin, de crainte qu'il ne s'en faſſe amas quelque part, d'où il ſoit
apres difficile de le faire ſortir.

11. Par conſequent ie ſerois d'aduis, qu'on en priſt auec du Vin
blanc, auquel on pourra adiouſter quelque peu d'huyle d'A-
mandes douces. L'heure la plus
propre, à mon iugement, eſt le

matin, auant que de mettre aucuns Alimens dans l'Eſtomach;
& auſſi toſt apres, ie trouue à propos que l'on ſe promene, ou que
l'on faſſe quelque Exercice moderé.

C'eſt pourtant mon opinion,
que de tous les Metaux, il n'y a
que l'Or, dont l'vſage ſoit certain, ou que l'on puiſſe impuné-
nément mettre dans le Corps; à
cauſe que les autres ayans vne coction moins parfaicte, n'ont pas
eſté ſi adoucis que celuy-cy par
la Nature, d'où il s'enſuit qu'ils
feroient plus de peine à noſtre
Chaleur, & que meſme il ſeroit
à craindre qu'il ne feût reſté en
eux quelque malignité, indom-
ptable ennemie de noſtre principe de vie : Et apres tout, c'eſt

mon sentiment, que l'Or est meilleur reduit en poudre, qu'en aucune autre façon.

13.   Toutes fois, pour en parler sainement, ie declare icy que l'vsage de certains Bois me semble plus innocent, & de plus grande efficace, mesme pour nostre dessein, tant à cause qu'on peut s'en seruir aux repas, & en faire des infusions, & des decoctions dans des boissons ordinaires, auec lesquelles, ce qui en a esté extraict est porté bien auant dans les veines ; qu'à raison aussi de ce que l'on est hors de danger d'en contracter des obstructions.

14.   Quant aux Bois que i'estime, & qui sont principalement propres à l'effect que ie pretens, ils sont entr'autres les Sanolaux, &

particulierement le rouge. Celuy du Chefne n'y eſt pas auſſi inutile; & apres luy, ie penſe que l'on ne fairoit pas mal d'vſer de Roſmarin, ou meſme de Lierre. Mais pour conſeil general, ie dis que l'on doit renoncer à ceux qui ſont fort reſineux, à cauſe qu'ils eſchauffent trop.

Finalement, pour toucher quelque mot de la façon de faire des Decoctions ou des Breuuages auecque ces Bois, ie dis icy en paſſant, qu'il faut les laiſſer long-temps en infuſion, auant que de les faire boüillir, afin d'en extraire la plus ferme Subſtance, qui eſt celle qui peut principalement donner au Sang vne conſiſtance, moins aiſée à Diſſoudre, & à Diſſiper.

OPERATION

sur les Sucs, qui arrousent les Parties de nostre Corps.

IV.

HISTOIRE.

1. PAR le mot de Suc, nous entendons le Sang paruenu aux Parties par les canaux des Veines, afin de leur seruir de pasture, & de se conuertir en leur propre Substance. Or pource qu'auant qu'il ait receu ce dernier changement, il peut souffrir des alterations & des consomptions, ou dissipations dommageables; nous songeons icy aux Moyens

de le garantir de ces inconueniens. Voylà pourquoy, auant
que d'entrer en Matiere, nous di-
fons, qu'il y a deux Difpofitions
qui donnent de l'affermiffement
aux Corps, ou qui les empefchent
d'eftre aifement deftruicts, par
la defunion de leurs parties. L'v-
ne eft celle de l'Endurciffement,
ou de la Dureté, & l'autre celle
de la Lenteur, ou de l'Onctuofi-
té, comme nous auons defia remarqué dans les Recherches des
Proprietez, & de la Conftitution
des chofes inanimées.

Cecy donc eftant prefuppo-
fé, il n'eft plus queftion que de
voir iufques à quel degré d'ef-
paiffiffement l'on peut conduire
les Sucs dont nos Membres font
fubftantez; & comment les ren-

dre vifqueux, puifque c'eft noftre deffein, que les Parties n'en foient point defpourueuës, ou qu'àfaute d'en eftre arroufées, elles deuiennent fletries, ou deffeichées.

3. Quant à l'Endurciffement, il y trois moyens de le procurer. Le premier eft d'vfer de Viandes, dont le Suc ait de la folidité : Le fecond, de fouffrir le froid, afin que la peau, & la chair en foient affermies : & le dernier, d'effuyer ces Sucs, ou d'en faire euaporer l'humidité fuperfluë, qui les tenoit trop detrempez, & trop lafches.

4. A commencer donc par les Viandes, celles qui femblent propres à noftre deffein, ne font pas fi aifées à digerer, & font quelque refiftance à la Chaleur, de

forte qu'elle n'en faict pas exhaler le fuc qu'en eft tiré. De ce rang
entr'autres font les Chairs de
Bœuf, de Pourceau, de Cerf, de
Dain, de Cheureau, de Cygne,
d'Oyfon, & de Pigeons ramiers,
ou fauuages; fur tout fi ces chairs
ont efté falées, ou deffechées; &
pour la mefme fin auffi font
propres les poiffons falez, & fu-
mez, le Formage vn peu raffiné,
& ainfi du refte.

Pour ce qui eft du Pain, celuy 6.
de Froment n'a pas tant de refiftance que le pain d'auoine, d'orge, & de feigle, où l'on a meflé
des pois. Adiouftez à cecy, que
des pains faicts de froment, celuy dans lequel on laiffe quelque
peu de fon, a plus de folidité que
cét autre qui n'eft faict que de

la farine la plus fine.

6.   Les Orcades, qui ne se nourrissent que de Viandes salées, &
qui sont communément man-
geurs de Poisson, sont aussi pour
la plus-part gens de longue vie.

7.   Et pareillement les anciens
Hermites, qui ne mangeoient
que fort peu, & qui n'vsoient que
d'aliments secs, viuoient d'ordinaire vn grand nombre d'années.

8.   Adioustons encore à cela, que
boire souuent de l'eau pure, empesche, que les Sucs ne soient si
escumeux, ny si eschauffez ; Et
dautant que l'Eau est paresseuse
de soy, & qu'elle n'a point de pe-
netration, mon sentiment est,
que l'on ne fairoit pas mal d'y
mesler quelque petite quantité
de sel Nitre.

D'ailleurs, pour ce qui touche 9.
l'espaississement de la Peau, & des
Chairs, l'Experience nous apprend, que les hommes qui cou-
chent à descouuert, sont ordinairement de plus longue vie,
que ceux qui gistent mollement,
ou à couuert; & le mesme aduantage se trouue encore dans les
Pays froids, plustost que dans les
chauds, à cause que les habitans
de ces contrées-là ont les humeurs moins boüillantes, que ces
autres de celles-cy.

Il est à remarquer de plus, que 10.
le trop d'habits sur le Corps, &
de couuertures dans le lit, eschauffe le sang, dilate les Pores, & fait
exhaler les Esprits; rendant le
Corps lasche, & debile.

Nous adioustons le mesme 11.

des Bains, & des Eſtuues chaudes,
c'eſt à dire, que nous eſtimons,
qu'elles font vn pareil effect ; Et
qu'au contraire, les Eaux froides
en produiſent vn tour different,
à cauſe qu'elles bouſchent ou
empeſchent les Pores de la peau
de ſe relaſcher. A quoy ſont propres auſſi, certaines Eaux Metal-
liques.

12.　　Quant à l'Exercice, il eſt tres-
certain, que s'il eſt fort, & robu-
ſte, il affermit la Chair, au lieu
que la Pareſſe, & l'Oiſiueté l'a-
molliſſent, & la rendent laſche:
Où il eſt à remarquer, que de tous
les Exercices en general, ceux de
la Campagne valent mieux que
ceux qui ſe font à couuert, ou
dans des lieux à l'eſtroit ; & que
ſe baigner dans la riuiere en la
ſaiſon

saiſon propre, eſt auſſi vn moyen tres-vtile, pour s'exempter de cette molleſſe, que nous diſons icy eſtre dommageable à la ſanté.

Touchant la Friction, qui eſt 13. auſſi vne eſpece d'Exercice, nous ne tenons pas qu'elle puiſſe ſi aſ-ſeurement eſtre prattiquée, à cauſe que frottant les extremitez du Corps, les parties ſuccent les Ali-mens, auant qu'ils ſoient digerez; d'où il s'enſuit enfin, qu'il y a beaucoup de cruditez, qui ſont portées bien auant dans les vaiſſeaux.

Au reſte, à cauſe que l'eſpaiſ- 14. ſiſſement des Sucs n'eſt pas touſ-iours aſſeuré, & qu'il empeſche qu'ils ne ſoient ſi aiſement diſtri-buez aux parties, pour reparer les pertes continuelles qu'elles ſouf-

X

frent de leur Subſtance ; Il vaut mieux nous arreſter à l'affermiſſement des Humeurs, qui leur apporte de l'Onctuoſité, & qui les empeſche d'eſtre diſſipées par la fermeté que leur donne leur plus parfaicte Coction.

15.   Il faut remarquer pourtant, que lors que nous parlons de donner du ſurcroiſt d'Onctuoſité aux Humeurs, noſtre intention n'eſt pas de les faire degenerer en graiſſe, telle qu'elle ſe trouue adherante aux membranes, en pluſieurs endroicts de noſtre Corps; mais ſeulement de leur faire acquerir vne fermeté pareille à celle qui eſt dans ce Suc, que l'on nomme communement, *l'Humide Radical*, qui eſt le vray Siege & l'Appuy de noſtre Chaleur naturelle.

En effect, quand ainsi seroit, 6.
que nous engendretions des Substances huyleuses, ou onctueuses,
nous ne satisfairions pas pour cela à nostre intention, à cause que
les graisses estans vne fois engendrées, elles ne seruent point de
prouision pour substanter les
parties charnuës, ayans receu leur
dernier acheuement, aussi bien
que le reste des Substances, d'où
elles ne peuuent plus reuenir,
mais seulement se consommer,
ou se fondre. Et par consequent,
nostre dessein est, que les Alimens, qui s'appliquent à l entretien de nos Membres, soient bien
cuits & digerez, iusques au degré
le plus commode, pour estre con-
uertis en chair, qui soit & ferme,
& solide.

17. Que si l'on nous demande des preuues, pour faire voir que les Sucs deuiennent moins aisez à dissiper, quand par le progrez de la Coction ils se rendent plus onctueux; il ne faut que prendre garde combien obstinement l'Huyle se tient attachée au papier, ou aux estoffes, quand il est espandu dessus.

18. Pour venir donques à nostre but, il nous faut proposer que les Viandes qu'on met à la Broche, ou au Four, pour les faire cuire, sont plus propres que celles qu'on cuit dans de l'eau, à cause que cette augmentation d'Humidité empesche l'affermissement que nous pretendons : dequoy nous auons des marques tres-euiden-tes, dans les façons communes

de tirer les Huyles, veu qu'on ne
les faict sortir, que des choses dessechées, ou qui ont desia perdu
leur Humidité aqueuse, c'est à
dire, leur surabondance d'Eau.

Dauantage, nous disons ge- 19.
neralement, que pour arrouser les
parties de Sucs, qui soient tels que
nous pretendons, l'on ne faict pas
mal d'vser de choses douces, comme sont le Sucre, le Miel, les A-
mendes, les Pignons, les Pista-
ches, les Dattes, les Raisins de
caisse, ceux qu'on appelle de Co-
rinthe, les Figues, & autres choses semblables : comme au contraire, il faut s'abstenir de tout
ce qui est salé, acre, mordicant,
& trop desseché.

Auecque cela, craindre que 20.
l'on nous blasme de tomber mi-

ſerablement dans l'Erreur ſuper-
ſtitieuſe de ces anciens Scrupu-
leux, qui tenoient à cruauté de
tuer les Animaux pour la nourriture des hommes; nous ſouſte-
nons hardiment, Que l'vſage
des Semences, des Plantes, de
leurs Amendes, ou de leurs Racines, doit eſtre frequent, veu
que le Pain, qui eſt le plus commun, & le plus ferme de tous les
Alimens, eſt par tout, ou quelque Grain, ou quelque Racine.

21.   Mais on doit ſur toutes choſes
bien ſonger au chois que l'on fera des Boiſſons; dautant qu'elles
ſeruent à detérper, & à diſtribuer
les Viandes. A raiſon dequoy, à
le prendre en general, nous approuuons principalement celles,
qui ſans eſtre, ny aigres, ny acres

font legeres & faciles à diftribuer;
Auquel rang nous mettons les
premiers les Vins bien meurs,
efpurez au dernier poinct, pour
auoir efté gardez long-temps, &
le mefme doit s'entendre des Bieres de toutes fortes.

A ce deffein pourroit bien fer-[22.]
uir l'vfage de l'Hydromel, pourueu qu'il fût vieil & vineux. Toutesfois, à caufe que le Miel eft
acre de fa nature, & capable de
faire errofion, comme l'Experience le confirme, par l'Extraict
que les Chymiftes en font, qui
diffout mefme les Metaux; Il
vaudroit mieux faire des breuuages pareils auecque du Sucre, c'eft
à dire, au lieu de fe contenter
de le diffoudre dans l'Eau, de
l'y faire bouillir fortement,

X iiij

comme on faict le Miel, & de le
garder pour le moins vn an, a-
uant que d'en boire.

23.   Or dautant que les Vins, & les
autres breuuages, à mesure qu'ils
se departent, deuiennent plus vigoureux en Esprits, soit qu'en
s'attenuant, & se rendant plus
subtils, ils acquierent par mesme
moyen trop de poincte, & d'a-
crimonie; Afin de remedier à cét
inconuenient, ie serois d'auis,
que, comme ils cessent d'estre
Moust, ou sur la fin de ces grands
boüillons, qu'ils iettent dans les
Cuues, ou dans les Tonneaux, on
y iettast quelque piece de Chair
de Pourceau, ou de Cerf, afin
que toute la force, & la fureur des
Esprits s'euaporassent sur ces
Viandes; & que le Corps en de-

meuraſt plus adoucy, & d'vn vſage moins dommageable.

Pour ce qui eſt des Bieres, il y
a quelque apparence, que ſi au
lieu de les faire ſimplement auecque du grain d'Orge, de Froment, & de Pois, l'on y mettoit
enuiron vn tiers de Racines de
Conſoude, de Bardane, & de leurs
ſemblables, moelleuſes, & ſuccu-
lentes, l'vſage en ſeroit plus vtile, à prolonger la vie, qu'en les faiſant à la façon ordinaire.

Pour concluſion de cette Matiere, diſons, que les choſes qui
ont leur Subſtance ſubtile, ſans
eſtre neantmoins ny acres, ny
corroſiues, ſont fort propres à
l'aſſaiſonnement des Viandes; &
de cette nature, ſont certaines
Fleurs aſſez communes, entr'au-

tres celles de Lierre, qu'on peut
mettre en infusion dans du Vinaigre, sans qu'il en perde son
goust; celles de Soucy, ou de Violettes, dont on peut faire des
boüillons; celles de Betoyne,
d'Oeillets, & quantité d'autres,
passe soubs silence.

OPERATION, OV

Aduis touchant l'Oeconomie des Visceres, pour bien preparer & distribuer les Aliments.

V.

HISTOIRE.

1. LEs choses les plus capables de
fortifier le Foye, le Cœur, &
le Cerueau; qui ont l'aduantage
sur tout le reste des Parties, & qui
donnent en effect vn secours

continuel, & necessaire pour leur
Substance, sont fort exactement
enseignées par les Medecins ; &
par consequent , c'est de leurs
Conseils & de leurs Effects qu'on
doit principalement les apprendre.

Il est bon aussi, que l'on se rap- 2.
porte à eux du Temperament,
& des Fonctions des Parties, qui
sont destinées à seruir celles-là,
& qui leur sont entierement sous-
mises : De sorte que nous n'entre-
prenons pas icy de faire vn Trai-
ché expres du Temperament, ny
de l'office de la Ratte, de la Ves-
sie, du Fiel, des Reins, du Me-
sentere, du Pancreas, des Intes-
tins, ny du Poulmon, & encore
moins des Maladies, qui leur arriuent, & qui renuersent enfin

l'Economie des plus excellens de
ces autres Membres. Tout nostre dessein n'est que de considerer auec quel soin l'on peut les
rendre disposées à retarder les
incommoditez de la vieillesse, &
à faire en sorte qu'elles soient plus
legeres , & plus supportables
quand elles suruiendront.

3.   Ce n'est pas que nous ne de-
meurions d'accord ; que les Liures de ceux qui font profession
expresse de mesnager la santé du
Corps humain , ne contiennent
de tres-vtiles enseignemens pour
ce dessein mesme ; puis que les
aduis qu'ils donnent touchant la
Diete, ou le Regime de viure, font
tres-raisonnables : & que de plus,
ils enseignent à prattiquer de
temps en temps les Purgations,

& les Saignées, qui sont sans doute les vrays moyens d'euiter de
grandes indispositions , quand
l'on s'en sert à propos. Mais tout
cela n'empesche pas que nous ne
proposions icy quelques senti-
mens particuliers, formez & fon-
dez sur nos propres Obserua-
tions·

A commencer donc par l'E-
stomach , qui est , par maniere
de dire, le Viuandier, & le Pour-
uoyeur de tout le Corps, & qui
faict necessairement la premiere
preparation des Viandes, au lieu
que s'il manque à son deuoir, les
fautes en sont apres irreparables,
& nuisibles à tout le reste ; Il faut
faire si bien , qu'il ait de la vigueur, & de la Chaleur sans excez ; Et de plus, qu'il soit serré,

non pas lasche ; Mais sur tout,
qu'il demeure net autant qu'il se
peut, & deschargé d'impuretez:
où vous remarquerez, que nous
ne conseillons pas, qu'il soit vuide tout à faict, mais pur seulement, & sans immondices ; veu
que prenant sa nourriture des A-
limens qu'il prepare, plustost que
du Sang des veines qui l'arrousent, on luy fairoit tort, sans
doute, de le laisser entierement
despourueu des prouisions neces-
faires ; mais on doit principalement prendre garde, de ne sur-
charger pas, & de n'esteindre
point trop sa faim, à cause que
l'Appetit, ou l'enuie de manger,
est vne marque certaine que la
Digestion se faict heureusement.

C'est vn de mes estonnemens, 5.
que la coustume de boire chaud,
qui estoit anciennement si au-
thorisée, soit à present entierement abolie. Ie rapporteray à ce
propos, qu'il me souuient d'a-
uoir vescu familierement auec vn
Medecin tres celebre, qui à l'entrée de ses repas, prenoit ordinairement vn boüillon chaud,
qu'il humoit tout d'vn coup, afin
d'en sentir moins la Chaleur; &
aussi tost qu'il l'auoit pris, il sou-
haittoit qu'il fust hors de son
Estomach, disant, *Qu'il n'auoit
pas besoin d'estre humecté, mais seulement eschauffé.*

Quoy qu'il en soit, c'est mon 6.
sentiment qu'on fairoit bien à
l'entrée de table, de boire vn
traict de Biere, de Vin trempé,

ou de quelque autre boisson ordinaire, vn peu chaude, tant
pour aider à mieux destremper
ce que l'on mangeroit apres, qu'a-
fin de tenir en vigueur l'Estomach, en fomentant ainsi ses
membranes.

7.   D'ailleurs, ce ne seroit pas mal
aduisé, ce me semble, de boire
vne fois à chaque repas, du Vin,
où l'on auroit esteint de l'Or;
non pas que nous voulions faire
accroire que ce Metal precieux
ait quelque vertu specifique, amie
de l'Estomach, mais bien pour
auoir appris par Experience, que
toute extinction de Metal, dans
quelque liqueur que ce soit, sert
puissamment à serrer & à causer
de l'Astriction. Or quant au chois
que nous faisons de l'Or par dessus

sus tous les autres Corps Metalli-
ques, il est fondé sur cette raison,
qu'estant eschauffé, il ne laisse
tomber aucunes escailles de sa
masse, à cause de sa pureté.

Ie trouuerois bon aussi, que l'on
fist des Rosties d'excellent vin,
pour en manger quelque peu,
vers le milieu du repas; sur tout si
auecque le sucre on y iettoit par
dessus quelque peu de poudre de
fleurs de Rosmarin, & d'escorce
de citron dessechée. La raison est,
pource que le sucre venant à se
dissoudre, retiendra plus long-
temps par sa lenteur, dans le
creux de l'estomach, ces poudres
fortifiantes, d'où s'ensuyura vn
meilleur effect pour luy.

L'vsage a de longue main mis
en credit, les Coins cuits & con-

fits, pour aider à la Digestion; Et
noſtre deſſein n'eſt pas de blaſ-
mer la couſtume d'en manger:
ſeulement faiſons-nous difference des paſtes, d'auec les morceaux, ou les quartiers de ce
Fruit; & diſons que celles-là ſont
incomparablement plus profitables que ceux-cy, à cauſe qu'elles
ſont moins dures & peſantes. Il
ne reſte plus qu'à decider, quand
il eſt meilleur d'en prendre, ou à
la fin, ou à l'entrée du repas: ſur-
quoy noſtre opinion, eſt que l'vn
& l'autre peuuent ſeruir; auec cette precaution neantmoins; que
pour inciſer les Glaires arreſtées
dans l'eſtomac, il eſt plus à propos d'en prendre au commencement, & meſme détremper ce
qu'on en prend auec quelque

peu de vinaigre : Mais s'il n'est
question que d'aider à la Digestion, il est bon de clorre par là
le repas, & de n'y mesler rien.

Nous iugeons aussi propres à 10.
cette fin, entre autres Plantes, le
Rosmarin, l'Absynte, la Sauge,
l'Anis, ou le Fenoüil, & la Mente,
que le Vulgaire parmy nous appellé le Baume des Iardins ; & de
tout cela on peut faire des Con-
serues, ou des Pastes, pour en
porter sur soy plus aisément.

Pour le regard des Gommes, il 11.
est certain que le Mastic est propre à conseruer, & accroistre la
force de l'Estomac : l'Aloës n'est
pas mauuais non plus ; & nous
approuuons fort qu'on en fasse
des Pillules usuelles, auec du Sa-
fran, selon l'ordre des Medecins.

Seulement serions-nous d'aduis,
que l'on ne se contentast pas de le
lauer dans le suc des Roses, comme c'est la coustume; Mais qu'on
le fit encore dissoudre dans du
bon, & fort vinaigre, & mesme
qu'on y meslast de l'huile d'Amã-
des douces; c'est à dire qu'õ le lais-
fast macerer par l'espace de quelques heures, dans la portion de la
Masse dont on voudroit former
des Pillules. Pour conclusion,
nous aduertissons les Curieux,
que c'est principalement en
Hyuer, qu'on doit yser de cette
sorte de Remede.

En cette mesme saison, l'on
peut prendre aussi, s'il en est besoin, du Vin d'Absynte, apres y
auoir mis en infusion quelque
peu d'Enula, & de Sandal Cytrin

Sur quoy neantmoins on fera
fort bien de prendre l'aduis de
quelque habille Medecin ; dautant que ces choses ne sont pas in-
differemment propres à toutes
personnes.

Vers le milieu de l'Esté, l'on 13.
pourra boire de l'Eau de Fraizes,
où l'on ait mis de la poudre de
Perles, ou d'Escreuisses, calcinée;
& ce que l'on treuuera plus estrange, quelque peu de croye, broyée
tres-subtilement, pource qu'en
effet cette Boisson raffermit merueilleusement l'Estomac, quand
il est relaché, principalement si
l'on y adiouste vn peu de Vin excellent.

Il importe entre autres choses, 14.
de s'abstenir de toutes sortes de
Breuuages rafrechissants, comme

sont les Decoctions de Cichorée,
& de Fleurs de Violettes; le petit
Laict, & autres semblables, quand
il s'agist de fortifier l'Estomac.
Que si l'on n'y veut point renoncer, il y aura moins de danger
d'en vser, trois ou quatre heures
apres auoir disné, ou enuiron vne
heure apres qu'on aura desieuné.

15. Ceux qui souffrent de trop
longs Ieusnes, parmy de grandes
& penibles occupations, ne font
rien de bon pour la pretention du
prolongement de la Vie. La
raison est, pource que cela leur
cause des Extenuations, qui sont
apres tres-difficiles à reparer, &
presque sans remede.

16. Vn des meilleurs moyens de
fortifier l'Estomac, est de graisser
l'espine du dos à l'endroit opposé

à son emboucheure, auec que du
Mitridat dissoût dans l'Huile
d'Oliues, ou d'Amendes douces.

Il y a aussi plusieurs Baumes qui
pourroient seruir à cette fin, ap-
pliquez de la mesme sorte. Que si
ie n'en parle point particulierement, c'est à cause que l'on sçait
bien qu'ils ne sont propres à cét
effet, que par le moyen de la Chaleur des Huyles, dont ils sont
composez ce me semble : de sorte qu'il ne seroit pas inutile de faire des sachets de Bourre d'Escar-
latte, qui auroit esté abbreuuéo
d'excellent Vin, où l'on auroit
mis du Myrthe, des escorces d'O-
renge, & de Citron, & quelque
peu de Saffran ; Ce qu'il faudroit
applicquer au dessus de l'Estomac, quand on le voudroit, pour

l'auoir fort & vigoureux, par le moyen de ces Sucs.

17.   Quant au Foye, tous les Aduis que l'on peut donner, pour le conseruer en bon estat, se reduisent à l'exempter d'Obstruction, d'Inflammation, & de Dessechement. Car estant garanty de ces trois inconueniens, il se deffend puissamment des incommoditez qui suruiennent d'ordinaire à la Vieillesse.

18.   Les Conseils donnez iusques icy, touchant la Generation du Sang, sont propres à preseruer le Foye des maux dont nous venons de parler, de la malignité desquels depend sa ruyne. Voila pourquoy il est bon de pratiquer ces Aduis, pour la conseruation d'vne si noble & si importante

partie. Toutesfois par dessus eux, 19.
nous allons mettre en auant quelques Aduertissements noũueaux,
qui sont, à vray dire, petits en nó-
bre, mais de tres-grande consequence, & tous bien choisis.

En premier lieu, nous trouue- 20.
rions bon, que les Riches eussent
tousiours du Vin de Grenades
douces; Et quant à ceux qui n'ont
pas moyen de faire cette despen-
se, nous leur conseillons de re-
courir à l'Expression du ius de ce
fruict, pour en boire à ieun, mettant au fonds du verre, & du vase
où coule ce ius, quelques pellicu-
les, ou trenches déliées d'escorce
de Citron recente, & deux, ou
trois cloux de gerofle entiers, qui
infusent dedans, tandis que ce
ius se purifie.

21.   De toutes les Plantes, il n'y en a point dont l'on doiue se seruir plus ordinairement, que du Cresson terrestre, appellé par quelques-vns *Cresson Alenois*, & par les Latins *Nasturtium*. Il est meilleur tendre, que desseiché; Et l'on peut mesme en vser tout crud, ou cuit, dans des boüillons, ou infusé dans la Boisson dont on vse.

22.   L'Aloës est pernicieux au Foye; mais la Reubarbe au contraire luy est amie. Toutesfois, afin d'vser plus seurement de celle-cy, il est bon d'y apporter trois precautions. La premiere, de le prendre à ieun, de peur que meslé parmy les Alimens, il ne les arresté par sa *Stypticité*, c'est à dire, de crainte qu'il empesche, qu'ils ne soient aisément distribuez, à cause de sa vertu

astringente. La seconde, de le
laisser macerer, ou infuser dans
de l'huyle d'Amendes douces recente, & dans de l'Eau rose, par
l'espace d'vne ou deux heures, a-
uant que de le prendre, soit en
infusion, soit en Substance; Et la
troisiesme, d'y mesler vn peu de
créme de Tartre, ou quelque grain
de gros sel, afin qu'il tranche
mieux les grosses Humeurs, pour
lesquelles il est tout seul trop paresseux, & a son action trop lente.

L'Acier infusé dans du Vin, 23.
ou, pour mieux dire, le Vin dans
lequel l'Acier a infusé, est aussi
vtile à prendre, pourueu qu'on
n'y reuienne point trop souuent,
& que cela ne soit que loin à loin,
ou trois ou quatre fois l'année : &
le fruict qui prouient de là, est

que ce Breuuage empesche les
obstructions. Que si l'on ne veut
dóner que la poudre, il faut qu'elle soit merueilleusement subtili-
sée, & prise en tres-petite quátité;
& apres auoir aualé vne cuille-
rée d'Huyle nouuelle d'Amendes douces: à quoy il faut ioindre
quelque peu d'Exercice, afin que
cetteSubstance lourde soit mieux
poussée par la Chaleur esueillée.

24.　　Ces sortes de Boissons huyleuses, grasses, & douces, que l'on
appelle *Emulsions*, *Amendez*, ou
Mucillages, ne nous semblent pas
inutiles, pour empescher le desseichement du Foye, en le conser-
uant mollet, & temperé. Les façons de faire des Orges mondez,
& des breuuages auecque des Semences froides, sont venues à la

connoiſſance des plus Mecani-
ques : Et à cauſe que les Iujubes,
les Figues, les Raiſins de Damas,
les Sébeſtes, & les Dattes, ou les
fruicts de la Palme, ne ſont pas ſi
ordinairement maniez de toutes
mains ; nous auertiſſons que l'on
en peut faire des breuuages, qui
tendent à meſme fin, & y adiouſter ce qu'il y faut à peu pres de
Regliſſe. A quoy ſert beaucoup
auſſi la Decoction du *Mayz*, ou
du Bled d'Inde, faicte auec vn
agreable meſlange de choſes
douces.

Il n'y auroit pas danger encore de faire des ſalades des racines
de Bourrache, de Bugloſſe, de Cichorée, & de Bettes, apres les auoir
cuittes, iuſques à ce qu'elles ſoient
amollies. Les Aſperges tendres ne

font pas non plus mauuaiſes, oü-
tre que l'on fairoit fort bien, ce
me ſemble, de mettre dans ces
boüillons, des Bourgeons de Vigne tendres, en la ſaiſon qu'ils
pouſſent, auec les poinctes du blé
verd, ou qui eſt encore en Herbe. *

Le plus grand dommage, & le
principal ſecours auſſi que reçoit
le Cœur, viennent de l'Air qu'il
reſpire, & par conſequent il importe beaucoup qu'on euite celuy
qui eſt chargé, ou infecté de vapeurs malignes. Mais pour les
Compoſitions cordiales, que la
Medecine a authoriſées, leur effect n'eſt pas touſiours ſi certain,
ny ſi vtile, qu'on ſe le promet.

26.　Quant à l'Air, il nous ſemble
que celuy qui eſt bien deſcou-

* Il y a en
cét endroit
quelques li-
gnes de tra-
duction ob-
miſes, pour-
ce qu'elles
ne ſont
qu'vne Re-
petition de
ce que l'Au-
theur a deſ-
ja dit.

uert, & libre de tous costez, est
incomparablement meilleur, que
cét autre qui est pressé par trop, &
comme estouffé; Car au lieu que
celuy-là n'est point croupissant,
ny plein de Vapeurs, celuy-cy au
contraire, est grossier, espais, &
relant. L'Air est aussi d'autant plus
commode, que le lieu qu'on choi-
sit pour son seiour, n'est point
dans vn Pays trop sec, ny sablonneux; mais en vn terroir ombra-
gé d'arbres en diuers endroits, &
auec cela parsemé d'Herbes, & de
fleurs odorantes. Que s'il y re-
stoit encore quelque chose à de-
sirer, ce seroit seulement que ce
Pays-là fût arrousé de quelque
ruisseau, & non pas de Lacs, ny de
grandes Riuieres; pource que la
trop grande quantité d'Eau cause

parfois des broüillards.

27.   Dauantage, il est certain, qu'il vaut mieux se promener au grãd Air au matin, que non pas au soir, encore que pour l'ordinaire l'on se plaise plus aux promenades du declin du iour, qu'à celles de son commencement.

28.   C'est nostre opinion, que l'Air doucement esmeu par quelque petit vent, est plus sain que celuy qui est tout à faict serain. Pour ce qui est des vents, les Zephyrs sont plus agreables au Matin, & la Bize plus vtile apres Midy, ou sur le Soir.

29.   Il est indubitable d'ailleurs, que les Odeurs douces seruent grandement à fortifier le Cœur; d'où il ne s'ensuit pas neantmoins que l'Air emprunte des senteurs

ce qu'il a de bon : mais comme
parmy les Airs contagieux il y en
a qui sont plus pestilents, & plus
pernicieux, encore qu'ils ne soient
point plus puants ny plus infe-
ctez ; Ainsi parmy les salutaires, il
y en a de plus vtiles , combien
qu'ils soient moins odorans. De
sorte que l'on ne faict pas bien
d'vser tousiours de parfums, mais
seulement par interualles ; pour
recréer les Esprits.

Les Odeurs que nous prisons 31.
par dessus toutes les autres, sont
celles qui s'exhalent des Plantes
viues, & qui s'espandent au grand
Air. Telle est entr'autres la senteur des Violettes , des Oeillets,
des fleurs des Febues, des fleurs de
Vigne, de Cheurefueil, celle de
Citronnier, d'Oranger, de Ias-

Z

min , des Roses musquées , du Thim , du Serpolet , de la Mariolaine , & ainsi des autres semblables. C'est pourquoy nous conseillons que l'on s'esgaye par fois dans ces lieux agreables , où l'on peut resiouyr l'Odorat, & recréer le Cerueau de ces Parfums.

32.   Des Senteurs les rafraischissantes sont plus à priser, que les chaudes ; & par consequent, nous approuuons fort les Cassolettes dans les Chambres , & mesme qu'on verse du Vinaigre, de l'Eau rose, & du Vin excellent, meslez par esgales parties , sur des pesles eschauffées & rougies, afin d'en espandre la fumée dans les logis, aux endroits où l'on apprehende que l'Air soit relent.

33.   Il y a bien d'auantage; C'est

que nous approuuerions encore
qu'on arrousaft le paué de telles
liqueurs ; au lieu d'Eau commune, qui s'alentit, & fent bien toft
le croupy, apres qu'on l'y a ver-
fée.

  Il eft bon mefme qu'on attire
re par le nez de l'Eau rofe excellente, meflée auec quelque peu
d'Eau de fleur d'Orange, & quelque portion de Vin odoriferant.

  Adiouftons y de plus, qu'à faute de Bethel* on peut former certaines Paftes de Maftic, de bois
d'Aloes, de bois de Rhodes, de
Racine d'Iris, de Mufc, d'Am-
bre, pour faire des Mafticatoi-
res, afin que le Cerueau & le
Cœur en foient refioüys; où il eft
à remarquer, que cette compo-
fition fera beaucoup meilleure, fi

34.

35.
* Plante
merüeil-
leufe dont
l'Antheur
a parlé cy-
deuant, el-
le fert de
Maftica-
toire aux
Indiens.

lon y fait entrer quelque peu de
vray baume Oriental.

36.   Toutesfois il est necessaire que
les Odeurs dont on se sert pour
fortifier le Cœur soient douces,
nettes, & exemptes de trop de
Chaleur ; douces, afin qu'elles
n'entestent point, & par mesme
moyen qu'elles n'affligent aucunement les Esprits ; Nettes, pour
ne leur apporter du desordre : Et
sans Chaleur excessiue, afin de ne
les pas enflammer, sous pretexte
de leur donner surcroist de vigueur.

37.   Au reste parmy l'abondance
des choses qu'on reconnoist Cordiales, il y en a peu que l'on puisse mettre sans danger dans vn
vsage ordinaire : Et pour celles
dont on se peut seruir plus vtile-

ment, il ne faut point douter
qu'elles ne cedent toutes à l'Am-
bre gris ; apres lequel nous ne reiettons pas le Saffran, ny le Ker-
mez d'entre les choses chaudes ;
comme parmy les froides, ou les
temperées, nous donnons pre-
mieremét noſtre adueu aux racines de Bugloſſe, & de Bourrache,
puis aux Citrons doux, aux Oran-
ges, & aux Pommes de bonne
ſenteur. L'Or auſſi, & les Perles,
comme nous auons deſia dict,
peuuent contribuer au rafraiſchiſſement, ſoit dans les Veines,
comme en paſſant, ſoit dans les
Entrailles, ſans y laiſſer aucune
qualité dommageable.

Pour la pierre de Bezoard, 38.
nous n'en condamnons pas entierement l'vſage, à cauſe de l'e-

ſtime qu'on en faict, & du credit qu'on luy donne. Nous ſerions pourtant d'aduis qu'on n'en vſaſt que de quelque façon propre à le bien faire diſtribuer ; & par conſequent, nous ne treuuons pas fort bon qu'on le detrempe ſimplement dans des Eaux cordiales, ou dans des Boüillons : car il nous ſemble qu'il vaudroit mieux qu'on le fiſt prendre auecque du Vin, ou de l'eau de Canelle, qui ne fuſt pas neantmoins ſi forte, que pluſieurs ont accouſtumé de la faire.

9.   Mais apres tout, le vray moyen de bien fortifier le Cœur, eſt de le tenir touſiours eſueillé par de hautes entrepriſes, & par des deſirs releuez, euitant la triſteſſe, qui tient ſes forces captiues, & les

Esprits comme emprisonnez.

Il reste apres tout, que nous 40.
songions au Cerueau, à cause
qu'il est comme la Citadelle, où
sont placées toutes les forces ani-
males, c'est à dire les puissances,
qui produisent le Sentiment, le
Mouuement, & les fonctions de
la Raison. Il est bon sur ce suiect
de repasser dans la memoire ce
que nous auons dit cy-dessus, des
moyens d'empescher les veilles
excessiues ; & de prouoquer vn
sommeil paisible. De plus, à cause que l'Estomach, & les parties
du bas ventre enuoyent incessam-
ment des fumées au Cerueau, il
est à presumer que ce qui est vtile à celuy-là, profite aussi à celuy-
cy, à raison de la Sympathie qui
est necessairement entr'eux. De

Z iiij

forte que par le vray choix des
Viandes, l'on fait du bien à la Teste , & on la tient en tres-bon
temperament. Aussi est-ce la
cause pour laquelle ie vous ren-
uoye à ce que i'ay dict cy-dessus, touchant les moyens d'ayder
au Ventricule , ne me reseruant
qu'à proposer quatre Conseils,
dont les trois concernent vne
Application exterieure, & vn seul
sera destiné à faire prendre quelque chose au dedans.

4I.   Le premier de ces Aduis est,
que l'on s'accoustume à lauer les
pieds, au moins vne fois la sep-
maine : Et afin que cela fust plus
profitable , il seroit bon de faire
boüillir dans l'Eau que l'on de-
stine à cét effect , de la Sauge,
de la Camomille , & des fleurs

de Vigne, lors que c'en eſt la ſaiſon.

Apres cecy l'on ſe trouueroit 42.
fort bien de faire des parfums
tous les matins, auec du Roſmarin deſſeiché, des fueilles & des
rameaux de Laurier, & pareillement du bois d'Aloës ; car pour
les Gommes, elles font vne fumée, qui eſtourdit, & appeſantit
le Cerueau.

Pour troiſieſme Aduertiſſe- 43.
ment, ie dis qu'il faut s'empeſcher d'appliquer des choſes Aromatiques, & de forte odeur ſur
la teſte ; au contraire, ie ſuis d'aduis qu'on les mette pluſtoſt ſous
les pieds ; & tout ce que ie puis
permettre eſt, qu'en cas de beſoin l'on faſſe ſur cette partie-là
quelque arrouſement auec de

l'Huyle rosat, & de Myrte, où l'on mesle vn peu de sel, & de Saffran.

44   Nous approuuons au reste de prendre dans vn boüillon tous les matins par l'espace de quatorze iours, trois ou quatre grains de *Castoreum*, auec vn peu de semence d'Angelique, & de *Calamus Aromaticus* ; toutes lesquelles choses fortifient le Cerueau ; outre que dans cét espais amas de Substance, que i'ay dict estre si necessaire à la longueur de la vie, les Esprits en reçoiuent vn grand surcroist de vigueur & de viuacité.

Bref, tout ce que nous auons proposé touchant l'Economie des Entrailles, tend à les fortifier, & exclud la grande abondance de Drogues, & de Medica-

mens, qui est vne marque certaine de l'ignorance de ceux qui la
conseillent ; veu qu'il est certain,
que comme l'excez du manger
cause beaucoup de Maladies,
l'excez des Medicamens au contraire , ne fait que fort peu de
guerisons.

***

ADVIS
*Touchant la distribution des Ali-
ments aux Parties exterieures.*

VI.
HISTOIRE.

Encore que la bonne & parfaite digestion des Alimens
depende principalement de la
vigoureuse constitution des Parties interieures ; Si est-ce que pour

les bien employer, & les diftribuer par tout le Corps, il eft
neceffaire, que les exterieures
mefmes y contribuent de quelque Action, afin qu'à mefme
temps que celles-là enuoyent,
celles-cy foient preftes à receuoir:
Et qui plus eft, lors que celles-là
ne font qu'agir foiblement, il eft
bon que le concours de celles-cy
foit plus fort ; & que l'on efueille
les vnes par l affiftance des autres.

2.   Le moyen donc le plus affeu-
ré d'aider les membres du dehors
à puiffamment attirer ce qui leur
eft neceffaire pour leur Nourriture, c'eft de ne les laiffer pas oififs :
mais de les remuer, & les faire a-
gir ; afin que leur Chaleur en foit
augmentée, & mieux difpofée à

mettre à profit la prouision qu'elle se faict apporter , par le long
des canaux, & des veines, qui sont
destinées à l'y conduire.

Toutes fois , il faut prendre 3.
garde, que pensant gaigner, l'on
ne perde, & que la Chaleur, qui
appelle à soy vn nouueau Suc, ne
fasse dissiper celuy dont elle estoit
desia pourueuë, soit en le subtilisant par trop , soit en dilatant
par excez les Pores des parties
charnuës, qui en sont abbreuuées.

A ce dessein seruent grande-   4.
ment les Frictions, sur tout celles qui sont faictes au Matin,
pourueu neantmoins qu'aussi tost
qu'on aura frotté le Corps, on se
souuienne de l'oindre doucement de quelque Huyle, de peur
que le trop de dissipation d'Es-

prits, & de fang m'attenuë & ne rende le Corps lafche, & moins vigoureux.

5. D'auantage, l Exercice fert beaucoup auffi à cette intention, à caufe qu'il faict que les parties s'agitent, & fe frottent enfemble; & par confequent, qu'elles attirent le fang. Toutesfois il faut en s'exerçant vfer des mefmes precautions, que i'ay dict eftre neceffaires, quand on fe fait frotter: C'eft à dire, prendre bien garde que l'on ne prouoque pas vne trop grande diffipation d'Efprits. Au refte, il vaut mieux faire exercice en plain Air, qu'à couuert; Et quand il faict froid, que quand il faict chaud; fans oublier à s'oindre, non feulement quand on ceffe, mais auffi quand

on commence à trauailler.

Et dautant que le trauail lasse 6.
trop, il est bon de prendre quelque peu d'aliment, auant que de
s'y engager. Ie dis quelque peu, à
cause que si l'on se tourmente &
s'agite auecque l'Estomach plein,
les premieres preparations des
Viandes en seront mal faictes, &
les Sucs qui s'en formeront apres,
demeureront impurs.

D'ailleurs, afin que le trauail 7.
soit vtile, il ne faut pas se contenter d'exercer quelques parties du
Corps, & laisser reposer les autres : comme par exemple, les
Bras, sans les Iambes; ou les Iambes sans les Bras, mais tout le
Corps à mesme temps, & d'vn
Mouuement esgal. A quoy i'adiouste, qu'il n'est pas bon que

noſtre Corps demeure long-
temps en meſme poſture, mais
il faut qu'à chaſque heure il en
change, ſi ce n'eſt quand on eſt
couché pour dormir.

8.   Qui plus eſt, les peines meſmes que l'on ſouffre par vne eſpece de Mortification, ſeruent à vi-
uifier; comme on pourroit dire,
de porter la Haire, & de ſe donner la diſcipline, à cauſe que ces
rigueurs attirent le Sang aux parties du dehors.

9.   Pour la meſme raiſon auſſi,
Cardan approüue, que l'on ſe
frotte d'Orties; Ce qui neantmoins n'eſt pas ſans danger, à
cauſe que les picqueures en ſont
malignes, & capables d'engendrer ſur la peau vne vilaine gra-
telle.

OPERATION

OPERATION

ſur les Aliments, & comment il les faut prendre.

VII.

HISTOIRE.

CE ſont les Critiques pluſtoſt
que les Medecins, qui blaſ-
ment ordinairement la Diuerſité
des Viandes. Mais apres tout, vne
ſeule Viande ne ſçauroit produire vne longue Vie, quoy qu'elle
puiſſe entretenir la Santé pour
vn temps. Car les diuers Alimens
s'inſinuent beaucoup mieux, &
plus fortement dans les Veines,
& dans les Sucs, que ne fait vne
ſeule Nourriture ſimple, & touſ-

jours la mefme : Outre que cette
Varieté aide merueilleufement à
aiguifer l'Appetit, en quoy confifte la premiere poincte de la
Digeftion : C'eft pourquoy ie
trouue à propos de changer de
nourriture , & de Viandes, fuiuant les faifons de l'Année.

2.   C'eft encore vne fottife bien
grande, que de penfer qu'il faille manger les Viandes tout fimplement, & fans ragouft, puis que
les Sauffes bien faictes font d'excellens preparatifs des Viandes,
& tres-vtiles à la conferuation de
la Vie, & de la Santé.

3.   Il faut prendre garde d'ac-
compagner les Viandes groffieres de bons Vins, & de fauffes de
haut Gouft, afin que l'Aliment
en penetre mieux ; comme auffi

d'accommoder de petits Vins delicats, & des Sausses vn peu graſſes, aux Viandes de facile Digeſtion.

I'ay dict cy-deuant, que le 4.
premier traict de vin, ou d'autre
liqueur, que l'on prenoit à ſoup-
per, ne deuoit point eſtre froid.
A quoy i'adiouſte, que pour preparer l'Eſtomach, il eſt à propos
de boire chaud vne bonne fois,
de la Boiſſon ordinaire, & de
l'Aromatiſer tant ſoit peu, pour
luy donner meilleur gouſt.

Il importe extrémement de 5.
donner ordre, que le Manger,
& le Boire ſoient bien preparez.
Car bien que ce ſoit choſe baſſe,
qui ſent la Cuiſine, & la Sommel-
lerie, elle vaut mieux neantmoins
que tous ces beaux contes qu'on

nous faict de Potions, & de Re-
staurans, où l'on veut qu'il entre
de l'Or, des Perles, & autres choses de prix.

6.   C'est vne badinerie d'enfant,
que de faire tremper les Viandes
dans de l'eau, pour les rendre
plus humides. Cela n'est bon que
dans les Maladies aiguës, & ne
vaut rien pour vne nourriture,
qui ne doit estre, que mediocrement humectée. C'est pourquoy
i'approuue moins la Viande
boüillie, que celle qui est rostie,
ou cuitte au Four.

7.   Le Rosty ne se doit point cuire à petit feu, ny lentement,
mais tout au contraire.

8.   Il ne faut pas manger toute
fraische la grosse Viande; mais
luy faire plustost prendre vn peu

de Sel, & pluſtoſt en vſer moins,
ou preſque point à la Table,
eſtant certain, que le Sel incor-
poré auecque la Viande, eſt beaucoup plus ſain, que pris ſeparé-
ment.

Ie ne deſapreuue point de met- 9.
tre infuſer, & tramper les Viandes dans des liqueurs conuencha-
bles, auant que de les faire roſtir,
comme il ſe prattique en celles
qu'on faict cuire au Four, & au
Poiſſon que l'on tient en la Sau-
mure.

Mais premier que de les cuire, 10.
il ſert grandement, pour les attendrir, de les foüetter, & de les
bien battre. Il n'y a celuy qui ne
ſçache, que les Perdrix, les Faiſans, le Cerf, & le Dain, eſtans
bien venez, en ſont plus delicats,

& la Marée de mesme, quand on
la chassée. A quoy se rapporte,
que les Poires, les Pommes, & les
autres Fruicts qu'on a cueillis a-
uant le temps, perdent beaucoup
de leur crudité, & s'adoucissent
mesme, à force d'estre escachés.
Mais ce que ie dis des Viandes est
seulement de quelques-vnes,
qu'il est bon de battre, premier
que de les mettre au feu ; ce qui
me semble vne des meilleures
preparations qu'on y sçauroit apporter.

11.   Le Pain, pour estre excellent,
doit auoir vn peu de Leuain, &
de Sel : mais il est necessaire sur
tout de le cuire à propos dans vn
bon Four, & qui ne soit point
chaud qu'à demy.

12.   Cette Ordonnance n'est pas

mauuaise, qui veut que ceux qui
desirent de viure long-temps se
souuiennent d'estre reglez en leur
boire. Ie ne parle pas icy, pourtant des Beuueurs d'eau, le Regime desquels peut quelquesfois al-
longer la vie, bien que non pas
de beaucoup. Mais aux Breuuages pleins d'esprits, tels que sont
le Vin, la Biere, l'Hydromel, &
ainsi des autres, ce qu'il y a de plus
important est, que les Parties en
soient subtiles, & l'Esprit extrememét doux. A quoy la Vieillesse ne sert de rien; d'autant que si
d'vn costé elle subtilise les Parties, elle faict de l'autre les Esprits
plus aigres. A raison dequoy i'ay
desia dict, qu'il est bon de mettre dans le Tonneau quelque liqueur, qui en appaise l'acrimo-

nie. Cela se peut faire encore par
vn autre moyen , & sans aucune
Infusion , ou meslange ; & c'est
par l'Agitation ; comme , quand
on transporte le Vin par Mer
dans des Barques ; ou par Terre,
sur des Charettes ; ou quand on le
pend en l'Air dans des outres , a-
uecque le soin que l'on se donne
de le bransler tous les iours ; &
ainsi de plusieurs autres manieres. Car il est certain, que le mouuement local rend les Parties
subtiles , & que cependant il fomente si bien les Esprits, qu'il les
empesche de s'aigrir, ou, si vous
voulez, de se pourrir , puis que
l'Aigreur est vne espece de Pourriture.

13.   Quand on est sur l'âge, il faut
faire preparer la Viande de telle

sorte, qu'elle soit presque à demy
conuertie en Chyle , auant que
de la prendre : car c'est vne Res-
uerie , que ce qu'on nous veut
persuader de la Distillation des
Viandes, & vne fausseté manifeste, que leur meilleure partie s'en
aille dans l'euaporation.

L'incorporation de la Viande, 4.
& du Breuuage, auant que des-
cendre dans l'Estomach, est vn
acheminement au Chyle. C'est
pourquoy, prenez telle Volaille,
ou tel Gibier que vous voudrez,
comme, des Poulets, des Perdrix,
des Faisans, & autres semblables
Oiseaux, que vous cuirez dans de
l'eau , auec vn peu de Sel. Cela
faict, nettoyez-les, & les sechez,
puis mettez-les en infusion dans
du Vin, ou dans de la Biere bouïl-

lante , auecque du Sucre à dis-
cretion.

15.   Les Precis, & les Hachis, bien
menus, & bien assaisonnez, sont
excellens pour les Vieillards, sur
tout pour ceux qui ne pouuent
mascher, à faute de Dents , en
quoy consiste la principale preparation de la Viande.

16.   Pour suppléer à ce dernier defaut, trois choses sont necessaires.
La premiere , de faire renaistre
d'autres Dents, ce qui ne se peut,
à moins que de refondre, & de
renouueller tout le Corps. La seconde, d'affermir & endurcir les
Maschoires de telle sorte, qu'elles
puissent seruir de Dents , chose
qui n'est pas impossible ; Et la
troisiesme, de preparer la Viande
si commodement, qu'on la puis-

se prendre sans la mascher, qui
n'est pas chose difficile.

Il me vient icy vne pensée tou- 17.
chant la moderation qu'on doit
apporter, soit à manger, soit à
boire: Et comme la Regle n'en
est pas certaine; Aussi me sem-
ble-t'il, qu'en l'vn & en l'autre on
se peut licentier quelquefois, afin
d'atrolier & humecter le Corps.
C'est pourquoy il ne faut pas ban-
nir tout à faict les grands repas,
ny les Brindes extraordinaires; &
c'est icy, a peu pres toute la Recherche, qu'on peut faire sur les
Viandes, & sur leur Preparation.

OPERATION,

Sur le dernier Acte,
d'Assimilation.

VIII.

IL n'y a pas beaucoup de Remarques à faire sur le dernier Acte d'Assimilation (auec qui se trouuent annexées les trois Operations precedentes) cette Matiere n'ayant besoin que d'Explication, non pas de Preceptes.

CONSIDERATION.

1. C'Est chose certaine, que tous les Corps ont une in-

clination particuliere, à faire
que ceux qui les touchent leur
soient semblables. ce que font
aduantageusement , & par
excellence les choses subtiles,
& les Spirituelles, comme la
Flamme , l'Esprit , & l'Air.
Au contraire , celles qui ont
vne Masse grossiere, & sensible, n'ont pas cette inclination
si grande, attachée qu'elle est
par vn Desir bien plus fort,
qui est celuy du Repos, & de
l'Oisiueté.

Il est veritable encore, que
ce mesme Desir , comme
nous venons de dire , lié
dans vne Masse grossiere, est
tant soit peu esueillé par la

Chaleur voisine, & deslié peu
à peu, iusqu'à ce qu'enfin il
est rendu parfaict ; & c'est la
seule raison pour laquelle les
choses qui n'ont point d'Ame,
ne produisent point leurs semblables, comme celles qui en
ont vne:

3.   Il est indubitable pareillement, que tant plus vn Corps
est espais, & solide, tant plus
il a besoin de Chaleur, pour se
porter à produire cette Ressemblance. Ce qui reüßit fort
mal aux Vieillards, dautant
qu'ils ont les parties plus re-
uesches, & moins chaleureu-
ses. Il faut donc, ou en amollir
la Dureté, ou en augmenter la

Chaleur. Or d'autant que i'ay
desia discouru de ce qui peut
empescher & preuenir cét En-
durcissement, ie traitteray cy-
apres des moyens de rendre les
Membres soupples, & mols:
En suitte dequoy, apres que
i'auray mis en auant vne
autre Maxime, ie parleray
de la Regle qu'on doit tenir
pour l'accroissement de la
Chaleur susdite.

Cét Acte d'Assimilation, qui
se resueille, comme nous auons
dict, par la Chaleur qui l'enuironne, est vn Mouuement
recherché, subtil, & qui agit
iusques sur les moindres parties. Où il est à remarquer que

tous ces Mouuemens ne font
en leur perfection, que lors.
qu'il n'y en a point de local qui
l'empefche. Car le Mouue-
ment de Separation, dans les
chofes de mefme nature, comme par exemple au Laict, où
la créme monte en haut, & la
ferofité demeure au fonds, ne
fe peut faire par vne legere
Agitation : Et il fe void par
efpreuue, que l'Eau, ny les
chofes femblables, ne fe peuuent pourrir, tant qu'on les
remuë. Tirons maintenant
nos Conclufions de tout ce que
nous auons dict iufques icy.

5.   L'Acte d'Affimilation fe
rend parfaict dans le Sommeil,

meil, & dans le Repos; principalement sur le poinct du
iour, lors que la Distribution
est faicte. Il n'y a donc plus
rien à ordonner, si ce n'est que
l'Homme dorme en vn lieu
chaud, & qu'au leuer de
l'Aurore, il se fasse oindre,
ou qu'il prenne vne Chemise
oincte, pour s'eschauffer doucement; puis, qu'il se remette
à Dormir; & c'est icy ce qui
m'a semblé plus remarquable,
touchant le dernier Acte
d'Assimilation.

Bb

OPERATION,

Touchant les moyens d'Attendrir ce qui a commencé de se desseicher. *

IX.

Cela s'appelle en Latin, & selon l'Art Malausfatio corporis.

Liaison.

Nous auons parlé cy-deuant de l'Attendriße-ment interieur, duquel on ne vient à bout que par souple-ßes, & par Destours am-bigus, soit dans la Nourritu-re, soit dans la façon de rete-nir les Esprits; & qui par con-sequent ne s'acheue que peu à peu. Il faut traitter mainte-nant de cét autre, qui se faict

par dehors, & presque sou-
dainement ; ou bien, de la
maniere de Ramollir le Corps.

HISTOIRE.

QVand la sçauante Medée, 1.
(s'il en faut croire la Fable)
se proposoit de raieunir le vieux
Pelie, voicy quel estoit son dessein. Elle vouloit coupper en petits morceaux ce Corps tout vsé;
puis le faire cuire dans vne Chau-
diere, auec quantité de Drogues
differentes, Et possible aussi, que
cette cuisson y eust faict quelque
chose : mais ie ne pense pas qu'il
eût de rien seruy de le mettre en
pieces.

Il le falloit neantmoins, si ie 2.
ne me trompe, non pas auec le

Cousteau ; mais plustost auec vn
Iugement subtil, & bien affilé.
Car comme les Entrailles, & les
autres Parties du Corps sont d'v-
ne Nature fort differente, il est
necessaire de les attendrir aussi en
diuerses façons, chacune en la
maniere qui luy est propre ; outre
le soin qu'on doit apporter à ramollir, autant qu'il se peut, toute la masse du Corps; dequoy c'est
nostre dessein de parler icy premierement.

Cét effect se doit produire par
le moyen des Bains, & des Onctions, (si toutesfois cela se peut)
& en tel cas, il faut prendre garde à ce qui s'ensuit.

4. Ce seroit imprudence de s'asseurer entierement d'en pouuoir
venir à bout, à cause de ce que

nous voyons qui se faict tous les
iours dans les Infusiõs, & les Ma-
cerations des choses inanimées,
par qui on les attendrit, & dont
nous auons donné des exemples.
Car cela, sans doute, arriue plus
aisement aux choses inanimées,
dautant qu'elles succent, & attirent les liqueurs, que non pas aux
animées, pource que le Mouuement ne se faict qu'à l'entour de
leur Corps.

C'est à raison de cela que les 5.
Bains ramollissans qu'on y employe, ne seruent de gueres; Au
contraire, ils sont dommageables; pource qu'ils attirent au dehors, au lieu d'Agir au dedans,
& qu'ils défont l'assemblage des
parties, plustost qu'ils ne le ren-
forcent.

6.   Les Bains, & les Oćtions, qui peuuent feruir à cette intention de Ramollir le Corps comme il faut, doiuent auoir les proprietez fuiuantes.

7.   La premiere, & la principale eft, qu'ils foient compofez de chofes qui ayent leur Subftance femblable à celle de la Chair, & du Corps de la perfonne qui fe baigne, & qui puiffent prefque entretenir, & nourrir le dehors.

8.   La feconde, qu'elles foient meflées d'ingrediens, qui par leur fubtilité pouffent au dedans, & y facent penetrer bien auant la vertu des chofes, auec qui elles font meflées.

9.   La troifiefme, qu'en ce Meflange entrent en quelque façon, des chofes qui foiér peu Reftrin-

gentes, fans estre neantmoins, ny
rudes ny afpres, mais onctueuses,
& qui fortifient ; afin qu'à mefme temps que les deux autres a-
giffent, elles deftournent l'Exha-
laifon, qui fans cela pourroit empefcher l'action de celles qui doiuent Ramollir ; au lieu de l'aider
pluftoft, & de l'auancer, à force
dereíſerrer la peau, & de boucher
les conduits.

Il n'y a rien qui approche tant 10.
de la Subftance du Corps humain, que le Sang tiede, ou de
l'Homme ; ou de quelque autre
Animal. Neantmoins ce que dit
Ficin, de faire fuccer du fang du
bras d'vn ieune Garçon, pour re-
ftablir les forces perduës, me femble fans fondement. Car il ne faut
pas, que ce qui nourrit au dedans,

soit en aucune façon esgal, ou de mesme, & semblable Substance au Corps qui est nourry ; mais bien interieur, & d'vn ordre plus bas, pour luy estre soûmis. Il n'en est pas ainsi de ce qu'on applique au dehors, qui s'accorde d'autant mieux auecque le Corps, qu'il se trouue plus conforme à sa Substance.

11. On a creu tousiours, que pour guerir de la Lepre, il falloit se baigner dans le sang des petits Enfans ; & que cela restablissoit la Chair corrompuë : d'où il est aduenu de temps en temps, que sur vn simple soupçon, quelques Grands en ont esté hays, & descriez par le menu Peuple.

12. L'on tient qu'Heraclyte deuenu Hydropique, se fit mettre

dans le ventre d'vn Bœuf fraiſ-
chement tué.

Le Sang des petits Chats eſt 13.
en vſage aux Maladies du Cuir,
comme Ereſypeles, feux volages,
& autres ſemblables.

Il eſt bon de mettre le Bras, ou 14.
la partie offenſée, & dont on ne
peut arreſter le Sang, dans le Ventre d'vn Animal qu'on fait ou-
urir, pour empeſcher que le Sang
ne coule. Car la playe attire par la
conformité du ſang auec l'autre,
le ſang de l'Animal, & cela fait
qu'il ne coule plus.

C'eſt choſe aſſez ordinaire d'ap- 15.
pliquer ſur les plantes des pieds
d'vn Homme malade, & deſeſ-
peré, des Pigeons les vns apres les
autres; ce qui reüſſit quelquesfois
à merueilles, & qui attire, ſui-

uant l'opinion cōmune, toute la malignité de la maladie. Quoy qu'il en ſoit neátmoins, ce Remede eſt plus vtile appliqué à la Teſte, & fortifie les Eſprits animaux.

16.   Mais ces Bains & ces Onctions de Sang, ſont, & vilaines, & odieuſes; Il faut en chercher d'autres, qui facent moins d'horreur, & plus de bien.

17.   Apres le *Sang* chaud, les choſes qui ont le plus de rapport auec la Subſtance du Corps humain, ſont les plus nourriſſantes; comme, les meilleures Chairs, de Bœuf, de Pourceau, de Cerf; les Huiſtres parmy les Poiſſons; le Laict, le Beurre, les iaunes d'œufs, la Boüillie, le Vin doux, ou ſuccré, ou le Mouſt.

18.   Les choſes qu'il faut meſler

parmy, pour Agir, sont, le Sel,
principalement le noir ; le bon
Vin, comme plein d'Esprits, qui
est vn excellent vehicule.

19. Les Remedes astringeans, comme nous les auons descrits, à sçauoir, les Onctueux, & les Confor-
tatifs, sont, le Saffran, le Mastiq,
la Myrrhe, & les grains de Myrthe.

20. C'est, comme ie pense, ce dequoy l'on doit faire les Bains, tels
que nous les desirons. Possible
que les Medecins, & ceux qui
viendront apres nous en trouueront de meilleurs.

21. Pour faire plus puissamment
agir le Bain, il y faut apporter
ces quatre Precautions.

22. La premiere, de frotter le
Corps, & de l'oindre d'vn Lini-

ment espais, & gras, afin que la Vertu, & la Chaleur humide du Bain entrent dans le Corps plustost que l'Eau. La seconde, de se tenir dans le Bain enuiron deux heures. La troisiesme, apres en estre sorty, de s'enduire le Corps d'vn Emplastre de Mastiq, de Myrrhe, de Tragagant, de Diapalma, & de Saffran, pour empescher l'euaporation ; iusques à ce que le Ramollissement soit faict ; & ce par l'espace de vingt quatre heures, ou d'auantage ; Et la derniere, apres qu'on aura osté l'Emplastre, de s'oindre auecque de l'Huyle, du Sel, & du Saffran ; puis, de se baigner encore quatre iours apres, & en suitte, de reprendre l'Emplastre, & l'Onction, comme deuant : si bien que ce

Ramolliſſement * continuë vn Malaxa-
tio. mois durant.

Pendant qu'on ſe ramollit de cette ſorte, il faut auoir ſoin de ſe bien nourrir, de ſe tenir chaudement, & de ne rien boire, qui ne ſoit tiede.

I'ay deſia faiĉt remarquer dés le commencement, que ie n'ay pas eſprouué ce que ie dis. Comme en effeĉt, il eſt veritable, & ie ne l'eſcris, qu'à cauſe qu'il me ſemble deuoir eſtre ainſi. Car apres auoir marqué la choſe, i'en laiſſe la recherche à d'autres, qui s'en acquitterôt mieux que moy.

Il ne faut pas meſpriſer les Fomentations, qui ſe font par les approches des Corps viuans. Ficin dit tout de bon, que Dauid ſe ſeruoit pour cét vſage, d'vne ieune Fille , quoy que trop tard. Il falloit encore qu'il y adiouftaft, que cette Fille deuoit eftre ointe de Myrrhe, & d'autres chofes femblables , à la mode des Perfanes, non pas pour auoir plus de plaifir, mais pour augmenter l'effect de la Fomentation en ce Corps animé.

26. C'eftoit pour ce mefme fubiet, que Barberouffe , fur la fin de fes iours, fuiuant l'aduis d'vn Medecin Iuif, tenoit toufiours de petits Enfans fur fon Eftomach, & à fes coftez ; où quelques Vieillards ont accouftumé de tenir encore à cette fin-là , de petites Chiennes , afin d'en eftre refchauffés la nuict ; ces Animaux eftans remarquables fur tous les autres, pour leur extrefme chaleur.

L'on tient pour certain, qu'il 27.
s'est trouué des Hommes, qui se
despitans d'auoir le nez trop
grand, en ont retranché les croif-
fances semées de bourgeons, en
le mettant dans le moignon d'vn
Bras ouuert par incision; & qu'ils
l'ont ainsi reformé dans la bien-
seance. Que si telle chose est veritable, comme plusieurs le tesmoignent, elle rend indubitable,
la merueilleuse sympathie qu'il
y a entre deux Chairs animées.

Ce seroit chose trop longue, 28.
que de vouloir rechercher en particulier, comme il faut amollir
les principaux Boyaux, l'Estomach, le Poulmon, le Foye, le
Cœur, le Cerueau, la Moüelle de
l'Espine du dos, les Reins, le Fiel,
les Flancs, les Veines, les Arteres,

les Nerfs, les Cartilages, les Os;
de quoy ie ne donne pas icy des
Preceptes, & ne pretends seulement, que d'en dresser des Me-
moires, pour les reduire en prattique.

OPERATION

*sur le Restablissement du
vieux Suc, ou Moyen de
le renoueller de temps en
temps.*

X.

HISTOIRE.

QVoy que i'aye desia dict en
partie, ce dequoy ie me
propose de parler icy ; Neantmoins, pource que cette Matiere est des plus importantes de
mon

mon ouurage; il me semble à
propos de la traiter vn peu plus
au large.

Il est certain qu'vn vieux
Bœuf, qui a seruy fort long temps
au labourage, semble reprendre
vne nouuelle chair, puis deuient
tendre au possible, si on le tire
de la Charruë, pour l'engraisser
dans vne prairie. Cela se connoist
au goust, & à la det, d'où il se voit
qu'on peut non seulement attendrir la Chair, quand elle est dure,
mais encore les membranes, &
les os mesmes, si l'on y trauaille
souuent.

Il ne faut pas douter, que les
Dietes qu'on faict, auecque l'v-
sage du Gayac, de l'Esquine, de
la Salse pareille, & du Sacsaffras,
n'attenuent tout le Suc du Corps,

Cc

& ne le confument à la longue, fi
on les continuë fouuent. L'exemple en eft manifefte, en ce qu'on
peut guerir la Verolle la plus en-
racinée, mefme apres qu'ayant
déjà gaigné les parties les plus interieures du Corps, elle eft parue-
nuë iufques aux *Gōmofitez* & aux
Moüelles; Outre qu'il fe void encore, que des Perfonnes maigres,
pafles, & deffaites, deuiennent
tout à coup graffes, vermeilles, &
en leur premier en-bon-poinct,
par le moyen de ces Diettes. Ce
qui me donne fubiect de croire, que d'en faire vne bonne de
deux en deux ans, ne feroit pas
moins vtile à l'Homme, qu'il l'eft
au Serpent, de quitter fa vieille
peau, pour fe raieunir.

3.   Ie dis hardiment, (& ie ne

pense pas pour cela deuoir passer
pour Innouateur) que les Purgations frequentes, & comme tournées en habitude, sont plus capables de prolonger la vie, que les
sueurs ny les exercices. Cela doit
estre necessairement, par la maxime que nous auons posée, Que
les Onctions du Corps, & la closture des Pores, & des conduits
par le dehors, ensemble l'exclusion, ou le repoussement de l'Air
exterieur, & la retention des Esprits dans la masse du Corps, seruent grandement à retarder la
Mort. Car il est certain, que non
seulement les Humeurs, & les
Vapeurs corrompuës, sortent, &
se consument par les sueurs, &
par les Transparations; mais encore les bons Sucs, & ce qu'il y a

Cc ij

de meilleur dans les Esprits, qu'on ne peut pas facilement reparer. Ce qui n'arriue pas dans les Purgations, si elles ne sont par trop violantes, puis qu'elles n'operent principalement que sur les Humeurs. Or celles qu'on prend vn peu deuant le repas sont excellentes pour cét effect, à cause qu'elles desseichent moins. A raison dequoy elles doiuent estre composées de ces Remedes purement Catharriques, qui ne troublent nullement le Ventricule.

LES Intentions cy-deuant deduites, dans les diuerses manieres d'Operer, que i'ay proposées, sont, comme ie croy, tres-veritables, & les Remedes prescrits là dessus, ne s'ac-

commodent pas mal auec elles;
Et à vray dire, il n'est pas
croyable combien i'ay pris de
peine à les examiner, quoy
qu'elles soient pour la plus-
part assez communes; pour
faire en sorte, qu'elles ne fussent pas moins seures, que de
grande efficace, comme l'Experience le prouuera. Ce qui
monstre bien, qu'encores que
dans la Theorie, les Aduis
des plus prudes soient presque
tousiours aussi merueilleux
en leurs effects, qu'en leur suitte, on ne laisse pas neantmoins
de les trouuer souuent fort
communs, quand il les faut
reduire en prattique.

IL faut maintenant exami-ner les Aproches de la Mort, c'est à dire, les Accidens qui suruiennent sur le poinct de cette heure derniere ; où mesme vn peu deuant, & vn peu apres : afin que, comme il y a plusieurs chemins par où l'on y va, l'on puisse voir à quoy ils aboutissent tous, principale-ment en ces genres de Mort, qui arriuent par vn defaut de Nature, plustost que par vio-lence ; bien que ie sois obligé de dire encore vn mot de celle-cy, pour lier ensemble les Ma-

tieres dont ie me suis proposé
de traitter.

HISTOIRE.

L'Esprit vital semble auoir be- 1.
soin de trois choses pour sa
subsistance, à sçauoir, d'vn Mouuement commode, d'vn Rafraichissement mediocre, & d'vne
Nourriture conuenable. Mais,
quant à la Flamme, elle n'en requiert que deux, qui sont, le Mouuement, & la Nourriture; où il
est à remarquer, que la Substance
de l'Esprit est composée de telle
sorte, qu'elle se perd, si elle passe
en vne Nature de Feu.

Vne petite Flamme s'esteint, 2.
par vne plus puissante, & plus
grande, comme dit Aristote; &
à plus forte raison l'Esprit.

3.   Quand la Flamme est trop
pressée, elle s'amortit, comme il
se void en vne Chandelle allu-
mée, si l'on y met vn Verre dessus. La Raison est, pource que
l'Air, qui s'estend, & s'eslargit
par la chaleur, rabbatant la Flamme, la diminuë, & l'esteint. A
quoy se rapporte, qu'on ne sçauroit allumer dans vn Fourneau,
quelque matiere que ce soit, si
elle est trop resserrée.

4.   Les choses enflammées s'estei-
gnent aussi en les pressant, comme le Charbon, quand on le ser-
re auec des pincettes, ou lors
qu'on le foule aux pieds.

5.   Pour reuenir à l'Esprit, si le
Sang, ou le Flegme se iette dans
les ventricules du Cerueau, la
Mort s'ensuit aussi tost, dautant

que l'Esprit n'a pas de place, pour
se remuer.

Quand il se faict à la teste, 6.
quelque violente contusion, l'on
en meurt soudainement, pource
que le coup resserre les ventricules du Cerueau.

L'Opium, & les autres Nar- 7.
cotiques, pressent les Esprits, &
en empeschent le mouuement.

Vne Vapeur venimeuse, cruel- 8.
le ennemie de l'Esprit, priue tout
à coup le Corps de vie, comme il
se remarque aux Poisons mortels,
qui operent par vne malignité
qu'on appelle specifique. Car cette mesme Vapeur donne à l'Esprit vne si grande auersion, que
ne pouuant compatir auec vne
chose qui luy est si nuisible, il ne
demeure immobile.

9. Quelquesfois encore d'vn trop grand excez de Manger, & de Boire, s'ensuit vne Mort subite, pource qu'alors la quantité n'est pas moins dommageable à l'Esprit, que la malignité d'vne Vapeur venimeuse.

10. Vne extréme Douleur, & mesme vne Frayeur soudaine, toutes deux causées de quelque accident inopiné, ou d'vne mauuaise nouuelle, peuuent arrester en vn instant, toutes les fonctions de la Vie.

11. L'Extension des Esprits, quand elle est trop vaste, peut aussi bien tuer, que leur Oppression, lors qu'elle est excessiue.

12. Il s'est veu plusieurs personnes qui sont mortes de trop de Ioye.

13. On voit souuent vne Mort

soudaine arriuer incontinent a-
pres vne grande Euacuation;
Comme il aduient, par exemple,
quand on ouure vn Hydropique,
ou dans les trop violentes Emor-
rogies. Car alors ce qu'il y a de
vuide dans le Corps voulant s'en-
fuir, toutes les parties s'esmeu-
uent pour le remplir, mais particulierement l'Esprit. Quant aux
pertes de Sang, qui arriuent lentement, elles prouiennent plustost d'vn defaut d'Aliment, que
du regorgement des Esprits; De
la nature desquels, ou espars, ou
pressez de telle sorte, qu'il s'en en-
suiue vne Mort soudaine, il suffit
d'auoir faict les Recherches dont
nous venons de traitter.

Passons maintenant au defaut
de Rafraichissement, empescher

quelqu'vn de Respirer , est le moyen d'empescher aussi qu'il ne viue , comme il aduient aux Personnes qu'on estouffe , ou que l'on estrangle. Et toutesfois il ne faut pas tant rapporter cét effect à l'impuissance de se mouuoir, qu'à celle de Rafraischir. Car vn Air chaud , bien qu'attiré sans contrainte, n'estouffe pas moins, que l'empeschement de Respiration. L'espreuue s'en est veuë en la personne de ceux qui se sont estouffez auec des charbons ardans, ou auec des pierres embrasées,ou par la Vapeur de la chaux, dont on a tout fraischement enduit les murailles , ou dans vne chambre fermée,quand on y fait grand feu : (& de ce genre de Mort l'on tient que Iouinian

expira) Tou dans vne Estuue fei-
che, où fut estouffée Fauste, femme de l'Empereur Constantin.

La Nature redouble la Respi- 15.
ration en peu de temps, & cherche en vn moment, à chasser dehors les espaisses, & fuligineuses
fumées de l'Air qu'elle a pris, pour
en tirer vn tout nouueau, qui est
vn effect, pour lequel bien à peine il luy faut la troisiesme partie
d'vne minute.

Dauantage, le poux des Arte- 16.
res, le mouuement du Cœur, &
ce que les Medecins appellent
communement, *Systoles*, & *Dia-
stoles*, vont trois fois plus viste que
la Respiration; de sorte que s'il se
pouuoir faire qu'on arrestast le
mouuement du Cœur, sans arrester la Respiration, l'on en mour-

roit pluftoſt qu'on ne fairoit, ſi on eſtoit eſtranglé.

17. Neantmoins l'Vſage, & la Couſtume peuuent quelque choſe en cette Action naturelle de la Reſpiration : Ce que teſmoignent aſſez les Plongeurs, & les Peſcheurs de Perles, qui par vne longue habitude retiennent leur haleine, dix fois autant que ceux, qui ne ſont point de leur meſtier.

18. Parmy les Animaux qui ont des Poulmons, il s'en trouue qui s'empeſchent de reſpirer plus ou moins, ſelon que plus ou moins auſſi, ils ont beſoin de Rafraichiſſement.

19. Les Poiſſons s'en paſſent mieux * que ne font les Animaux de la terre; & toutesfois il leur eſt neceſſaire, puis qu'en effect ils reſ-

*De Rafraichiſſement.

pirent par les Orillons : & comme les Animaux terrestres ne
peuuét endurer l'Air trop chaud,
ny trop renfermé, les Aquati-
ques de mesme, sont quelquesfois estouffez sous la glace, quand
elle dure trop long-temps.

Si l'Esprit est attaqué par vne 20.
Chaleur qui luy soit estrangere,
& plus violente que celle qui luy
est naturelle, il se dissipe, & se
perd. Car s'il ne sçauroit souffrir
l'vne sans Rafraichissement, il
pourra bien moins supporter l'autre ; sur tout si elle est excessiue.
Cela se void dans la Fieure ardente, où la chaleur d'vne Humeur
pourrie, surmonte la naturelle,
iusques à la dissiper, & l'esteindre.

L'vsage, & la necessité du Som- 21.
meil tiennent aussi du Rafrai-

chiſſement : car au lieu que le
Mouuement ſubtiliſe les Eſprits,
les rarefie, les excite, & rehauſſe
leur Chaleur ; le Sommeil au contraire, appaiſe, & arreſte leur a-
gitation. D'ailleurs, bien qu'il
fortifie les Actions des Parties, &
des Eſprits mortels ; enſemble
tout le Mouuement qui ſe fait
autour du Corps ; il aſſoupit
neantmoins, & calme preſque
du tout le Mouuement de l'Eſprit vital. La Nature demande
qu'on repoſe regulierement vne-
fois, dans vingt & quatre heures,
& que du moins on en dorme,
cinq ou ſix, bien que par vne merueille bien grande, il y en ait
qui ne dorment preſque point,
comme il aduint à l'ancien Me-
cenas, long temps auant qu'il
mouruſt

mourust. Voilà ce qu'il y auoit à
remarquer, touchant la necessité
du Rafraichissement, pour la conseruation des Esprits.

Quant à la troisiesme Necef- 22.
sité, qui est celle de l'Aliment, il
me semble, qu'elle regarde plustost les Parties, que l'Esprit vital.
Car il n'y a point de peine à se
persuader, que cét Esprit subsiste
de soy-mesme, non par succes-
sion aucune, ny par Renouuellement. Pour ce qui est de l'Ame
raisonnable dans l'Homme, il est
plus qu'asseuré, qu'elle ne se
transplante, & ne se repare nullement, outre qu'on sçait bien,
qu'elle ne meurt point. Ils parlent
donc de l'Esprit naturel des Animaux, & des Vegetaux, qui sont
essentiellement & formellement

Dd

differans de l'Ame raisonnable.
Car la Metampsicose, & toutes
ces belles Fables, que les Payens
du vieux temps nous ont debitées
sur cette Matiere, ont pris naif-
sance, de n'auoir pas bien enten-
du cette Matiere.

23.   Le Renoüuellement qui se fait
par la Nourriture dans le Corps
humain, doit estre iournellement
regulier; car bien à peine les plus
robustes & les plus sains, peuuent
estre trois iours sans manger. En
quoy neantmoins, la Coustume, & l Vsage peuuent beaucoup.
Mais quant aux Malades, le des-
goust, & les langueurs où ils sont,
leur rendent le ieusne plus sup-
portable. Le Sommeil mesme
sert tant soit peu à la Nourriture,
comme l'Exercice en demande

vne plus grande. Mais quoy qu'il
en ſoit, les Hommes ne peuuent
pas ſe paſſer long-temps de Boire, non plus que de Manger, &
s'il s'en eſt trouué quelques-vns
en qui l'Experience ait faict voir
le contraire ; l'on peut dire veritablement, que ç'a eſté par vn
Miracle particulier de Nature.

Les Corps morts demeureroiẽt 24.
plus long-temps ſans ſe deſtruire
notablement, s'ils ne ſe pourriſ-
ſoient : mais les Viuans ne ſçau-
roient ſubſiſter trois iours, ſi l'on
ne les entretient par le moyen de
la Nourriture. Ce qui monſtre
euidemment, que cette conſomption ſi ſoudaine, eſt vn effect de
l'Eſprit vital, qui ſe repare, ou qui
oblige les Parties à ſe Raparer, ou
qui fait tous les deux enſemble.

Et cela se prouue encore, par ce
que nous auons remarqué, cy-deuant, qui est, que les Animaux
peuuent subsister quelque temps
sans manger, pourueu qu'ils dorment. Mais quant au Sommeil,
ce n'est autre chose qu'vne Recep-
tion de l'Esprit vital dans soy-
mesme.

25.   Vne trop grande, & trop longue perte de Sang, comme il arriue, tantost dans les Hemorroi-
des, tantost dans le Vomisse-
ment, tantost à raison de quelque playe, & tantost par l'ouuerture, ou par la rupture des Veines
interieures, causent souuent vne
Mort soudaine, pource que le
Sang des Veines sert à celuy des
Arteres, & celuy des Arteres, à
l'Esprit.

Il y a dequoy s'eſtonner de ce 26.
qu'à l'eſgal de la quantité de Boiſſon, de Viande, & d'autres Alimens, dont on preſuppoſe que
l'Homme ſe nourriſſe deux fois
le iour, il ſe trouue qu'il en prend
beaucoup plus qu'il n'en met dehors, par les Sueurs, par les Selles,
& par les Vrines. Mais vous me
direz, que ce n'eſt pas merueille,
pource que le reſte ſe conuertit
en Suc, & en la ſubſtance du
Corps. Ie le veux, vous reſpon-
dray-ie : Mais ſouuenez-vous,
que cette Addition ſe faiçt deux
fois le iour, & que neantmoins
le Corps n'en a point trop. Ainſi,
bien que l'Eſprit repare, ſi eſt-ce
qu'il n'en reçoit point d'augmentation de reſte.

Il n'importe que l'Aliment ſoit 27.

en vn degré esloigné, mais qu'il
soit tel, & si bien preparé, que
l'Esprit y trouue dequoy s'occuper : car le baston d'vne Tor-
che ne suffira pas pour entretenir
la lumiere, s'il n'y a point de cire;
& les Hommes ne sçauroient viure d'Herbes seulement ; d'où
vient que les Vieillards ne peuuent manger, * pource qu'encore
qu'il y ait en eux, & de la Chair,
& du Sang, l'Esprit neantmoins
y est si petit, si rare, de si peu de
Suc; & le Sang si corrompu, qu'à
raison de ces mauuaises qualitez,
ils ne sont point susceptibles d'v-
ne bonne, & saine nourriture.

28.   Faisons maintenant le compte
des choses qui sont necessaires à
la Nature, suiuant son cours ordinaire. L'Esprit tousiours a besoin

d'extention dans les ventricules
du Cerueau, & dans les Nerfs. Du
mouuement du Cœur , pour la
troisiesme partie d'vn moment;
De la Respiration à tous momés;
de Sommeil , & de Nourriture
dans trois iours ; de Vertu attra-
ctiue, ou de puissance capable de
l'vn, & de l'autre, apres quatre-
vingts ans. Que si l'on ne met ordre à toutes ces necessitez, infail-
liblement la Mort s'en ensuit: Les
Approches de laquelle consistent
en la defaillance des Esprits, dans
le Mouuement, dans le Rafraichissement, & dans l'Aliment.

Qvi voudroit dire, que l'Es- 1.
prit vital s'engendre, & s'e- Ad-
steint sans cesse, comme la Flam- uis.
me, & qu'il n'a point de durée,

certaine ; celuy-là , sans doute, s'abuseroit grandement. Car ce que la Flamme fait, ne procede pas de sa nature, mais de ce qu'elle se trouve assiegée des choses contraires, au lieu qu'elle ne peut s'entretenir que de son semblable : estant certain qu'vne Flamme se conserue dans l'autre, quoy qu'en diuerses manieres. C'est pourquoy , comme la Flamme est vne Substance d'vn moment, & l'Air en est vne permanente, l'Esprit vital tient de tous les deux

2. Ie ne recherche pas icy comment l'Esprit s'esteint par la destruction des Organes, ainsi qu'il arriue dans vne maladie , ou dans vn effort violant, comme ie l'ay monstré cy-dessus , quoy que

neantmoins il aboutisse luy-mesme à quelqu'vne de ces Approches: car ie me contente des Recherches que ie viens de faire, touchant les choses, qui en diuerses façons acheminent à la Mort.

Il y en a deux grands Auant-Coureurs; l'vn desquels vient de la Teste, & l'autre du Cœur; à sçauoir, la Conuulsion, & l'extréme effort du Poux; car le Sanglot de la Mort, est vne espece de Conuulsion. Or l'estat mortel du Poulx va viste extraordinairement; veu qu'à cette heure derniere, le Cœur tremble de telle sorte, qu'il n'y a presque plus de distinction entre le haussement, & l'abaissement de l'Artere. * Il y a de plus vne Debilité grande, & vne extréme *nanition*, à mesu-

29.

* Sisto-le & Diasto-le.

re, que le Mouuement du Cœur
ſe ralentit, & s'abbaiſſe, ſans ſe
pouuoir releuer auecque vigueur.

30.   La Mort eſt encore precedée
d'vne grande Agitation, accompagnée d'inquietude, & d'vn
mouuemét continuel des mains,
comme ſi elles vouloient ramaſ-
ſer des floccons de laine. Adiou-
ſtez-y des efforts qu'on fait, pour
ſe prendre à quelque choſe, ou
la ſerrer fortement; d'extraordinaires grincemens de Dents; vne
voix caſſe, & qui ſemble s'en-
glouter dans le goſier; vn trem-
blottement de la levre d'embas,
vne Bouche paſliſſante, vne Memoire confuſe; vn eſtouffement
de parole; des Sueurs froides, vne
extenſion de Corps, vn rehauſ-
ſement du blanc des yeux, vn

changement de tout le Visage.
Auecque cela, le nez deuient tout
à coup pointu ; les yeux s'enfon-
cent, les iouës s'abbaissent ; la langue se restressit , les extremitez
se refroidissent , l'on rend du
sang, & quelquesfois du Sperme;
on a la voix aiguë, on halette sans
cesse, on a la maschoire d'embas
aualée, & ainsi de plusieurs autres
signes semblables.

Apres la Mort, il suruient vne 31.
priuation de tout sentiment , &
de tout Mouuement aussi , tant
du Cœur, & des Arteres, que des
Nerfs, & des Membres. Le Corps
est incapable de se soustenir.
Toutes ses parties se roidissent;
la Chaleur s'en va ; la Corruption
arriue; & en suitte la puanteur in-
separable d'auec elle.

32.	Les pieces des Serpens, des An-
guilles, & des Insectes, se remuent
long-temps apres auoir esté cou-
pées ; ce qui fait croire aux bonnes gens qu'elles peuuent se re-
joindre. Les Oiseaux en font de
mesme, quand on leur a couppé
la teste ; & les Cœurs des Animaux qu'on a tirez de leurs Corps,
palpitent aussi. On a veu le Cœur
d'vn Criminel, incontinent apres
qu'on l'eût arraché, (supplice vsi-
té parmy nous, pour le chasti-
ment des Traistres) sauteler de
temps en temps dans le feu, où
l'on l'auoit ietté, & s'esleuer mesme de la hauteur d'vn demy
pied, puis de plus en moins, durant sept ou huict minutes. On
rapporte à ce propos, qu'vn Bœuf
mugit autresfois, apres auoir esté

esuentré. Mais il est encore plus
certain, qu'vn Criminel, à qui le
Bourreau auoit arraché le Cœur,
& qu'il tenoit dans la main, pro-
fera distinctement, trois ou quatre mots en ses prieres. Ce que i'ay
dit auecque raison estre vn effect
bien plus asseuré, que celuy du
Sacrifice, pource que souuent les
Amis du Patient donnent de l'argent à l'Executeur de Iustice,
pour l'executer plus promptement: Or est-il, qu'il n'y a point
de raison qui semble requerir,
qu'on se haste de la mesme sorte
dans le Sacrifice.

Pour faire reuenir ceux qui
font subiets aux defaillances, &
aux Pasmoisons soudaines, la
plus-part desquels mourroient,
s'ils n'estoient incontinent secou-

rus; voicy dequoy ie trouue à propos de se seruir. Il leur faut donner parmy du Vin, des eaux chaudes, & cordiales, les faire coucher sur le Visage; leur fermer bien la bouche, & le nez; leur tordre les doigts auec violence; leur tirer la barbe, & le poil; leur frotter les extremitez du Corps, leur ietter de l'eau fraische sur le visage, leur faire entendre quelque bruit violant; leur mettre de l'Eau rose auec du Vinaigre dans le nez, si l'on void qu'ils languissent par trop; Et si c'est quelque suffocation de Matrice, brusler sous leur nez, ou de la plume, ou du drap. Quant à ceux qui sont trauaillez d'Apoplexie, ce leur est vn present Remede, qu'vne pesle rougie, ou de les faire eschauffer entre les

bras des Corps viuans, à force de
les ferrer eſtroittement, de quoy
quelques-vns ſe ſont bien trouuez, à ce que l'on tient.

Il y a quantité d exemples, qui 34.
verifient que pluſieurs, qu'on à
creus morrs, & tirez du lict, pour
les porter en terre, iuſques -là
meſme, qu'ils y ont eſté enſeue-
lis, ſont reuenus en vie. Ce que
l'on a reconnu, en ce qu'vn peu
apres leur enterrement, quelque
ouuerture s'eſtant remarquée ſur
leur Tombeau, comme on a eſté
curieux de voir d'où cela procedoit, l'on y a trouué la Biere rom-
puë, & le Corps tout plein de
contuſions, & de playes à la teſte,
pour s'y eſtre long temps debat-
tu. Il y à de cecy vn autre exemple receu, & vrayement admira-

ble. C'eſt de Iean l'Eſcot, le Do-
cteur ſubtil, & le Scolaſtique.
Car ayant eſté enſeuely en l'ab-
ſence de ſon Valet, qui ſeul auoit
connoiſſance de ſa maladie, quelque temps apres qu'on l'eut tiré
de terre, on le trouua en ce meſme eſtat, que celuy dont ie viens
de parler. Il en arriua preſqu'autant à vn Comedien, qui fut en-
terré à Cambrige. A quoy i'adiouſte, qu'il me ſouuient d'auoir
oüy dire à vn Gentil-homme,
que luy ayant pris vn iour fantai-
ſie de ſçauoir, ſi ceux que l'on
pend ſouffroient beaucoup de
mal, il voulut faire ſemblant de
ſe pendre : & s'eſtant mis pour
cét effect vne corde au col, ſe tint
debout, & ſe miſt vn eſcabeau
ſoubs les pieds, eſperant de le
pouuoir

pouuoir reprendre , quand il
voudroit. Mais il ne le pût iamais
autrement ; qu'à l'ayde d'vn de
ses Amis, qui suruint là de bonne
fortune, lorsque cét Acteur tragique auoit ioüé son Personnage,
de telle sorte, qu'il n'en pouuoit
presque plus. A la fin , apres qu'il
fut reuenu à soy, & qu'on luy eût
demandé s'il auoit enduré beaucoup de mal , il respondit, qu'il
n'auoit point senty de douleur,
mais apperceu deuant ses yeux
vne maniere de Feu, qui s'estoit
vn peu apres changé en obscurité , puis en couleur bleuë, ou tur-
quine ; comme il arriue ordinairement à ceux qui sont tombez
en Syncope. Ce qui me fait souuenir d'auoir oüy dire à vn Medecin encore plein de vie, qu'il

E e

auoit fait reuiure vn homme, demy heure, apres qu'on l'eut pendu, & ce à force de le frotter dans
des Bains chauds, ou en vne Eſtu-
ue; & que dans le temps ſuſdit;
on en pourroit ſaire autant de
quelqu'autre pendu que ce fuſt,
pourueu qu'on ne luy euſt point
rompu le Col en le iettant.

DIFFERENCES

Entre la Ieuneſſe, & la Vieilleſſe.

Sur l'ar-
ticle 16.

I.

C'Eſt icy, pour vſer d'vn terme
Metaphorique, l'Eſchelle entiere du Corps humain. On le
conçoit; il eſt Animé dans le
Ventre: Il naiſt: on l'allaitte, on
le ſevre: il commence à manger,

& à boire: les Dents luy viennent,
enuiron la deuxiefme année : Il
fe fouftient fur fes pieds ; il apprend à marcher , & forme peu
à peu fes paroles. En fuitte , les
Dents luy renaiffent fur la feptief-
me année. Enuiron la douziefme
ou la quatorziefme , il entre en
âge de Puberté; & cōmence alors
d'eftre capable de Generation :
Les Fleurs paroiffent : Il vient du
poil aux Iarrets, & aux Aiffeles,
enfemble de la Barbe au men-
ton , aux vns plus , & aux autres
moins. Quoy plus? On atteint l'â-
ge viril; on eften fa force; & finalement en fon Declin. Alors la
tefte blanchit, fi bien que par la
cheute du poil, on deuient chauue : Les Fleurs s'arreftent : l'on
n'eft plus capable d'engendrer :

E e ij

On se trouue dans vn extreme
Decrepitude : L'on ne sçauroit
marcher sans baston ; & la Mort
enfin termine toutes ces peines.
Cependant, l'Esprit aussi bien que
le Corps , a ses declins , & ses
periodes ; mais on ne les peut
marquer par années ; comme il se
void par la perte qui se fait insensiblement de la Memoire , & par
plusieurs autres Accidens semblables , dont il sera parlé cy-
apres.

2.   Voicy maintenant la Difference que ie mets entre vn Ieune
Homme, & vn Vieillard. Le Ieune a la peau delicate, & polie ; le
Vieillard l'a rude , & pleine de rides, principalement au Front , &
au tour des yeux. La Charnure du
Ieune est tendre , & molle ; celle

du Vieux extrémement dure. Le
Ieune est Dispos, & Robuste: le
Vieillard Pesant, & Debile. Le
Ieune digere aisement, & le Vieillard auec grande peine. Le Ieune
a les entrailles molles, & succul-
lentes, au lieu que le Vieillard les
a seches & toutes recuites. Le
Ieune porte le Corps droict : le
Vieillard a tousiours le sien cour-
bé. Les membres du Ieune sont
forts, & fermes : ceux du Vieillard, foibles, & tremblans. Le
Ieune est d'humeur Bilieuse, &
auec cela Sanguin, & chaud : le
Vieillard au contraire, est plein
de flegme, & Melancholique,
outre qu'il a le Sang extrémement froid. Le Ieune est prompt
à l'accouplement ; le Vieillard
tardif, & paresseux ; Le Corps du

E e iij

Ieune abonde en sucs temperez;
celuy du Vieillard en cruditez
aqueuses, & dommageables. Le
Ieune regorge d'Esprits; le Vieillard en a peu, encore sont-ils fort
attenuez. Le Ieune les a ramassez,
& gaillards; le Vieux, espars, aigres, & rares. Les Sens du Ieune
font fans defaut, & pleins de viuacité; ceux du Vieillard defectueux, & tous hebetez: Le Ieune a les Dents fortes, & entieres;
le Vieillard les a foibles, toutes
gaftées, & preftes à tomber: la
Cheuelure du Ieune eft de couleur differente, felon le temperament: celle du Vieillard meflée
de gris, & à la fin toute blanche.
Le Ieune a quantité de poil, & le
Vieux eft Chauue. Le Ieune a le
Poulx vigoureux, & frequent; le

Vieillard l'a foible, & tardif. Le
Ieune eft fuiet à des maladies aiguës, dont il guerit aifement, &
le Vieillard en a de *Croniques*, de
tres-difficile guerifon. Les playes
du Ieune cedent bien-toft aux
Remedes, celles du Vieillard y
refiftent, & la curation en eft fort
longue. Le Ieune a les ioües hautes en couleur, au lieu qu'il fe remarque d'ordinaire, que les Vieillards les ont paffes; ou que fi elles
font rouges, c'eft à caufe du fang
efpais, qui s'y ramaffe en diuers
endroicts. Le Ieune eft peu tra-
uaillé de Catherres, & de fluxions;
le Vieillard l'eft prefque touf-
jours. Que fi l'on me demande en
quoy principalement profitent
les Corps des Vieux ; ie refpon-
dray, que c'eft en groffeur, & en

E e iiij

repletion, pource qu'ils n'ont
point les Pores bien ouuerts, &
qu'auec cela, pour ne pouuoir digerer ce qu'ils mangent, ils ne le
tournent aucunement en nourriture, dont ce qu'il y a de gros, &
de gras en eux, n'est que la su-
perfluité. Leur Indigestion pourtant, n'empesche pas qu'il ne s'en
trouue quelques-vns parmy eux,
qui sont grands mangeurs, & fort
Gourmands, à cause de leurs humeurs acres, & mordicantes. Or
bien que la plus-part des Medecins parlant superficiellement de
ces choses, & comme par maniere d'acquit, les rapportent toutes à la diminution de la Chaleur
naturelle, & à l'Humide radical;
cela n'y fait rien pourtant : Mais
il est certain, que la seicheresse

dans le declin de l'âge, precede la
Froideur ; si bien que le Corps en
sa consistance, & en sa plus grande Chaleur, commence à se des-
secher , & en suitte à se Refroidir.

Ayant à discourir maintenant 3.
des qualitez, & mesme des Passions de l Ame , ie rapporteray
icy , qu'au temps que i'estudiois à
Poictiers , en France, comme i'e-
stois encore fort ieune, ie fis connoissance auec vn Gentilhomme
François, qui estoit , à vray dire,
vn grand Parleur , mais vn grand
Esprit, & qui deuint depuis vn excellent Homme. Il auoit si bien
tourné en coustume de declamer
contre les Vieillards, qu'il les tenoit tousiours sur les rangs, disant,
que si l'on pouuoit penetrer au

fonds de leur Ame, on la trouueroit aussi difforme que leur Corps.
A quoy il adioustoit, se diuertis-
sant à leurs despens, qu'il y auoit
vn tel rapport entre l'vn, & l'autre, qu'on en pouuoit faire vne
maniere de Parallelle. Il souste-
noit, que la secheresse de la peau
marquoit leur impudence, & la
dureté des entrailles, celle de
leur Cœur impitoyable; Que leur
Chassie, & leurs Regards de tra-
uers, estoient en eux des symbo-
les d'Enuie: Que leur yeux enfon-
cez dans la teste, & leur Corps
penchant vers la terre, leur re-
prochoiét l'Atheisme: pource, di-
soit-il, qu'ils ne regardoient plus
le Ciel, comme ils auoient accoustumé de faire, estant ieunes;
Que les tremblemens de Mem-

bres designoient en eux l'Inconstance, & l'Infidelité; Les doigts
crochus, l'Auarice, & la Rapine;
la foiblesse des Genoux, la Timi-
dité; les Rides, la Fourberie, qui
ne pouuoit souffrir qu'ils allassent
droict en besongne; & ainsi de
plusieurs autres defauts qu'il alle-
guoit, dont ie ne me souuiens
plus. Mais à parler serieusement,
possible ne trouuera-t'on pas
mauuaises les Antitheses suiuantes. Le Ieune est honteux, & rou-
git facilement; le Vieillard point
du tout : Le Ieune a vne ambi-
tion glorieuse, le Vieillard, vne
Enuie maligne : Le Ieune, pour
l'ardeur qui est en luy, & pour
n'estre pas accoustumé au mal, se
porte d'inclination à la Religion,
& à la Pieté; le Vieillard au con-

traire, s'en esloigne, à cause qu'il
n'est point charitable, & qu insensiblement il a vieilly dans le
Vice, outre qu'il n'a pas la Foy
bien ferme. Le Ieune est ardant
en ses volontez, le Vieillard moderé: le Ieune inconstant, & vo-
lage, le Vieillard constant & gra-
ue: le Ieune liberal, Bien-fai-
sant, & Amy des Hommes; le
Vieillard Auare, presomptueux,
& qui n'aime que soy-mesme; le
Ieune plein de confiance, & d'e-
spoir, le Vieillard si deffiant, que
toutes choses luy sont suspectes:
le Ieune Courtois, & complai-
sant, le Vieillard si Fascheux, que
tout luy desplaist: le Ieune Franc,
& sincere, le Vieillard couuert, &
Dissimulé : le Ieune a de la con-
uoitise pour les choses grandes, &

le Vieillard pour les neceſſaires :
le Ieune n'eſtime que le Preſent :
le Vieux ne fait eſtat que du Paſ-
ſé : le Ieune reſpecte ſes Supe-
rieurs ; le Vieillard les cenſure ; &
ainſi de quantité d'autres Remarques, qui appartiennent pluſtoſt aux Mœurs, qu'aux Recherches dont il eſt icy queſtion : Ce
qui n'empeſche pas neantmoins,
qu'il n'y ait des Vieillards qui
profitent en certaines choſes, qui
regardent le Corps, auſſi bien
qu'en celles qui touchent l'Eſprit ;
ſi ce n'eſt qu'ils ſoient extrémement caſſez ; car s'ils ne l'ont ſi
vif qu'il faudroit, pour bien in-
uenter, ils ne laiſſent point d'auoir
le Iugement ſolide, & font plus
d'eſtat incomparablement des
choſes certaines, que des douteu-

ſes, ou qui n'ont rien qu'vne belle monſtre. Il s'en trouue pareillement, qui ne ſe picquent pas moins d'eſtre grands Parleurs, que pleins d'oſtentation, & de vanité. Car n'eſtans plus capables d'Agir, ils s'imaginent que leur Babil doiue y ſuppleer. A raiſon dequoy les Poëtes n'ont pas feint mal à propos, que le vieil Tithon fût autresfois Changé en Cigale.

APHORISMES

TOVCHANT LA VIE,
& la Mort.

Sur la Durée de l'vne, & la
Forme de l'autre.

APHORISME I.

Ien ne se consume ; si ce
n'est que ce qui se perd
dans vn Corps, se conuertisse
en vne aurre.

EXPLICATION.

Il n'y a rien qui perisse entierement : Ce qui se consume, ou
se change en Air, ou passe dans
quelque autre Corps, qui luy est
prochain : D'où vient que nous

voyons, qu'vne Mousche, vne Araignée, & vne Formy, s'im-mortalisent en quelque façon, quand par accident elles se trou-uent enseuelies dans de l'Ambre, Tombeau plus precieux & plus riche, que celuy des Roys; quoy que neantmoins ces choses-là soient tendres, & faciles à se de-struire. Mais la cause en procede, de ce qu'il n'y a point d'Air par où elles puissent s'euaporer; Ou-tre que la Substance de l'Am-bre est d'vne nature si contraire, qu'elle n'est pas capable d'admet-tre aucune des parties qui les composent. Il en est de mesme d'vne Racine, d'vn esclat de Bois, ou de telle autre chose, que l'on met dans de l'Argent vif. A quoy sont semblables, mais ce n'est

qu'en

qu'en partie, les effects du Miel,
de la Cire, & de la Gomme.

APHORISME II.

IL y a dans toutes les Choses qui peuuent estre touchées, vn Esprit couuert d'vn Corps grossier; & c'est de là que leur Corruption & leur ruine procedent.

EXPLICATION.

NOus ne connoissons point de Corps sur la Terre, qui n'ait des Esprits; soit qu'ils prouiennent de l'*Attenuation*, ou de la Cuisson qui se faict par la Chaleur du Ciel ; soit qu'il en faille rapporter l'effect à quelqu'autre Cause : Car il n'y a point de Vui-

de dans la concauité des Choſes
que l'on touche, & il faut neceſſairement qu'il y ait de l'Air, ou
bien vn Eſprit qui leur ſoit propre. Or ce meſme Eſprit dont
nous parlons, n'eſt ny Vertu ny
Efficace, * ny Entelechie, ny vne
Bagatelle non plus; mais vn Corps
ſubtil, inuiſible, & placé; ioinct
qu'il a ſes Dimenſions, & qu'il
eſt Reel. Cét Eſprit pareillement
n'eſt point Air (comme le ſuc du
Raiſin n'eſt point Eau) mais bien
vn Corps deſlié, approchant de
l'Air: quoy qu'il en ſoit, fort different. Et dautant que les plus eſpaiſſes parties d'vne choſe, comme peſantes de leur Nature, &
difficiles à eſmouuoir, deuroient
eſtre apparemment de longue
durée; cela n'aduient pas neant-

moins, à raison de cét Esprit-là,
qui les met en desordre, les mi-
ne, les renuerse, & rauage toute
l'Humidité du Corps , comme
encore tout ce qui par la Digestion peut produire de nouueaux Esprits , lesquels auecque
les vieux, s'euaporent , & s'en-
uolent ensemble. Ce qui paroist
clairement dans la Diminution
du poids des choses , qui par le
moyen de la Transpiration se
sont dessechées : Car outre que
tout le contenu de la Pesanteur
n'estoit pas Esprit , Il se pouuoit
dire encore autre Chose qu'vn
Corps, apres s'estre euaporé.

Ff ij

APHORISME III.

L'*Esprit chassé dehors, des-seche ; au lieu qu'estant retenu, & quand il agit au dedans, il Resout, il Pourrit, ou il Viuifie.*

EXPLICATION.

L'Esprit produit quatre Operations diuerses. Car ou il Desseche, ou il Resout, ou il Pourrit, ou il Engendre. Le Dessechement n'est pas le propre Ouurage de l'Esprit, mais des Parties les plus espaisses, apres qu'il en est dehors. Car alors elles se resserrent, partie pour euiter le Vuide, partie par l'vnion des Choses Homogenées ; ainsi qu'il

void en celles qui se dessechent a-
uec le Temps, & en tous les Corps
les plus arides, que le Feu rend
tels, comme la Brique, le Charbon, le Pain. La Dissolution est
vn pur effect des Esprits : car elle
ne se sçauroit faire, s'ils ne sont
esueillez, pource que venant à se
mettre au large, sans sortir du
Corps, ils se glissent, & s'espandent dans les Parties les plus espaisses, qu'elles rendent molles,
& liquides; comme il arriue aux
Metaux, à la Cire, & à telles
autres Matieres, qui sont propres
à retenir les Esprits, & qui empeschent qu'ils ne s'exhalent. La
Pourriture est vn effect meslé de
l'Esprit, & des Parties solides;
dautant que ce mesme Esprit qui
les arrestoit, & les tenoit en bri-

de , estant ou poussé dehors, ou
deuenu comme languissant , il
faut de necessité , que le tout
vienne à se resoudre , & qu'il s'en
retourne à ses Parties Heteroge-
nées, ou selon quelques-vns, à ses
Elemens. Ce qu'il y auoit d'Esprit
dans le Suiet, se ramasse en soy :
(& de là vient , que les choses
commencent à sentir mauuais ,
dés aussi-tost qu'elles sont pour-
ries :) Comme encore les Parties
oleagineuses s'assemblent entr'elles ; ce qui est cause qu'elles ont
aussi ie ne sçay quoy d'onctueux,
& de gluant ; les Humides, ou celles qui tiennent de l Eau , s'vnissent de mesme auecque les Feces,
d'où naist pareillement cét ordinaire meslange qui se remarque
parmy les choses putrefiées. Mais

pour ce qui est de la Generation,
ou de la *Viuification*, c'est encore
vn ouurage meslé, tant de l'Esprit, que des parties les plus grossieres, quoy que neantmoins,
d'vne maniere fort differente.
Car l'Esprit entré s'arreste bien,
mais il ne laisse pas de s'enfler, ny
mesme de changer de lieu, là où
les Parties solides ne se resoluent
point, mais suiuent le mouuement de l'Esprit, qui les produit,
& les espand soubs diuerses For-
mes, suiuies de la Generation, &
de l'Organisation ; Et c'est ainsi,
que la Viuification se faict dans
vne Matiere, qui tient fort, ou
qui est molle, & gluante, afin
que l'Esprit soit arresté en mesme
temps, & que les Parties obeys-
sent doucement, & de la façon

F f iiij

que l'Esprit les forme. Toutes lesquelles choses se remarquét dans la Matiere, tant des Vegetaux, que des Animaux, qui s'engendrent, ou de Semence, ou de Pourriture; car on y voit par tout vne Matiere, qui est mal-aisée à rompre, & facile à ployer.

APHORISME IV.

IL y a dans *toute sorte de Corps animez, deux Genres d'Esprits, à sçauoir, ceux qu'on appelle Morts, qui sont dans les choses inanimées, & ceux que l'on nomme Esprits vitaux.*

EXPLICATION.

I'Ay déjà dit cy-deuát, que pour prolonger la Vie, il faut consi-

derer le Corps humain, premierement comme sans Ame, & sans
Nourriture ; & en second lieu,
comme Animé, & Nourry. La
premiere consideration fait voir
de quelle sorte il se comporte ; &
la seconde, par quels moyens il
est reparé. Nous deuons pour
cét effect nous representer, qu'il y
a dans les Os, dans la Chair, &
dans les Membranes d'vn Corps
viuant, les mesmes Esprits qui
sont dans les Os, dans la Chair, &
dans les Membranes d'vn mort,
& parmy les autres parties mortes, & separées, comme celles de
quelque Cadavre. Mais quoy que
l'Esprit vital les regisse, & qu'il
s'accorde en quelque façon auec
eux; c'est pourtant vne autre chose, & tout à faict diuerse. Il y a

deux principales Differences entre les Esprits morts, & les Esprits
vitaux: L'vne, que ces premiers
ne s'entretiennent nullement, &
sont comme destachez du Corps
qui les enuironne, de la mesme
sorte que l'Air est meslé dans la
Nege, ou parmy les eaux. Mais
quant aux Esprits vitaux, ils se
ioignent ensemble dans les Canaux par où ils passent, & sont
encore de deux façons. L'vn a
des Branches qui passent par de
petits conduits, tels que des li-
gnes; & l'autre a vne demeure
arrestée, où il se tient pour s'y ramasser dans vn Espace concaue,
en vne quantité notable, à proportion du Corps; & c'est où est
la source de plusieurs petits Ruis-
seaux qui en descoulent. Or cette

mesme source est particulierement dans les Ventricules du
Cerueau, qui sont fort petits dans
les Animaux les moins parfaicts,
de telle sorte, qu'il semble, que
ces Esprits soient plustost espan-
dus partout le Corps, que dire-
ctement logez dedans: côme il se
remarque par exemple aux Mous-
ches, aux Serpens, aux Anguilles,
dont on void les pices se mouuoir
vn assez long-temps, apres qu'on
les a couppées. Les Oiseaux mesmes tressaillent, quand on leur a
tranché la Teste; pource qu'ils ne
l'ont pas grande, & que les Cellules par consequent en sont aussi fort petites. Mais quant aux
Animaux les plus nobles, ils ont
les Ventricules plus amples, &
l Homme par dessus. L'autre Dif-

feréce est, que l'Esprit vital estant comme vn petit vent, composé de Flamme, & d'Air, participe à la Nature du Feu, ainsi que les sucs des Animaux tiennent beaucoup de celle de l'Eau, & de l'Huyle. Où il est à remarquer, que comme cette Chaleur a ses Mouuemens; aussi a-t'elle ses Vertus particulieres. Car la Fumée mesme, auanr que d'estre enflammée, a de la Chaleur, & n'est pas moins mobile, qu'elle est subtile. Et neantmoins c'est tout vn autre chose, apres qu'elle est deuenuë Flamme. Mais la Chaleur des Esprits vitaux est incomparablement plus douce, que celle du moindre Feu qui se prenne à l'Eau de vie, ou à telle autre Matiere; ioint qu'elle se trouue mesléepour

la plus-part auec vne Substance
aërienne, ce que l'on peut appeller vn Mystere dans la Nature,
qui est d'Air, & de Flamme ensemble.

APHORISME V.

CHâque *Partie faict les*
Fonctions Naturelles ;
Mais l'Esprit vital les esueil-
le, & les aiguise.

EXPLICATION.

LEs Fonctions, ou les Operations qui dépendent de chas-
que membre, suiuent sa Nature,
comme, l'Attraction, la Retention, la Digestion, l'Assimilation,
la Separation, l'Excretion, la Separation, la Transpiration, & le
Sens mesme, suiuant les Proprie-

tez de châque Organe, comme
de l'Eſtomach, du Foye, du Cœur,
de la Ratte, du Fiel, du Cerueau;
de l'Oeil, de l'Oreille. Et toutesfois les Parties ne produiroient
iamais leur effect, ſi ce n'eſtoit
par la force, & par la preſence de
l'Eſprit vital, & de ſa Chair;
comme vn Fer n'en attireroit iamais vn autre, s'il n'eſtoit eſueillé
par l'Aliment: & l'œuf ne feroit
aucune production, ſi la Subſtance de la Femelle n'auoit eſté tou-
chée de l'accouplement du Maſle.

APHORISME VI.

LEs Esprits morts ont beaucoup de ressemblance auec l'Air, & les Esprits vitaux ont plus d'affinité auec la Substance de la Flamme.

EXPLICATION.

CE que nous auons rapporté en expliquant le quatriesme Aphorisme, peut esclaircir celuy-cy. Mais il arriue encore, que les choses Oleagineuses, & grasses se conseruent plus long-temps, car comme l'Air ne les importune pas beaucoup ; elles ne se soucient pas beaucoup aussi de se ioindre à luy. Mais c'est folie de

croire, que la Flamme ne ſoit
qu'vn Air allumé, puis qu'entre
l'vn, l'autre, il n'y a non plus d'al-
liance, qu'entre l'Eau & l'Huyle.
Quant à ce qu'on met en auant,
que les Eſprits vitaux ont plus de
rapport auec la Subſtance de la
Flamme, cela vient clore qu'ils
en ont plus que les morts, ſans
que neantmoins il faille inferer
de là, qu'ils ayent plus de Flamme, que d'Air.

APHORISME VII.

L'Eſprit a deux Inclinations;
l'vne, de ſe multiplier, l'autre de ſe Produire, & de ſe Ra-
maſſer dans les choſes de ſa
Nature,

EXPLI-

EXPLICATION.

CEt Aphorisme s'entend des Esprits morts. Car ce que l'Esprit vital abhorre le plus, c'est de sortir du Corps où il est, hors duquel il n'y a rien qui luy soit naturel : Et bien qu'il se puisse aduancer quelquesfois, pour aller à la rencontre de ce qu'il anime ; si est-ce que iamais il ne desloge de sa demeure. Au contraire de cecy, les Esprits qu'on appelle morts ont les deux Inclinations susdites. Pour la premiere, il est certain, que tout Esprit qui habite vn Corps espais, & grossier, est mal logé tout à faict. D'où il s'ensuit, que ne trouuant rien qui ait du rapport auec luy, il produit son semblable, estant seul, & tra-

Gg

uaille continuellement à se multiplier, & à s'approprier ce, qu'il
y a de plus leger dans les Corps solides, pour s'en seruir à s'accroi-
ftre. Quant à la seconde Inclination, qui est de s'euaporer, & de
gaigner l'Air, Il ne faut pas douter, que toutes les choses subtiles,
& desliées, pour estre tousiours
mobiles, ne se portent volontiers
vers celles qui leur sont semblables ; Comme il se void par
espreuue, qu'vne ampoule d'eau
cherche à s'vnir à vne autre Ampoule ; & la Flamme de mesme à
vne autre Flamme : Mais cela se
fait encore mieux, lors que l'Esprit s'euapore dans l'Air qui l'enuironne, pource qu'il ne va pas
seulement à vne petite Partie,
mais à vn Amas tout entier des

choſes qui luy reſſemblent. Ce-
pédant il faut remarquer icy, que
la ſortie de l'Eſprit à l'Air, & ſon
euaporation, ſont des Actions
doubles, qui procedent, partie
de l'inclination de l'Eſprit, partie de celle de l'Air: car l'Air commun eſt comme vne choſe neceſſaire, qui prend auec auidité
tout ce qui s'accommode à luy,
comme, les Eſprits, les Odeurs,
les Rayons, les Sons, & ainſi du
reſte.

APHORISME VIII.

L'*Eſprit retenu, s'il n'a pas
dequoy en engendrer vn
autre, attendrit les Parties ſolides, & les plus eſpaiſſes.*

EXPLICATION.

LA production d'vn Esprit nouueau ne se faict point, si ce n'est dans les Matieres, qui ont le plus de rapport auec luy ; comme sont les Choses humides. C'est pourquoy, si les parties solides où est l'Esprit, sont en vn degré plus esloigné ; quoy que l'Esprit ne puisse pas les digerer, il les destruit neantmoins autant qu'il peut ; les ramollit, & les rend liquides ; de sorte qu'encore qu'il ne se puisse accroistre, il en est pourtant plus au large, & se loge parmy les subiets qui luy sont les plus fauorables. Cét Aphorisme contribuë beaucoup à la fin où ie le rapporte, pource que par la detention de l'Esprit, il sert à l'at-

tendriſſement des Parties opinia-
ſtres & dures.

APHORISME IX.

*L'Attendriſſement des Par-
ties ſolides ſe faict comme il
faut, lors que l'Eſprit n'eſt
point Volatil, & qu'auec cela
il ne produit rien.*

EXPLICATION.

Cette Regle reſout les difficul-
tez qui ſe rencontrent dans
l'operation de l'Attendriſſement,
faict par la retention des Eſprits.
Car ſi l'Eſprit qui eſt au dedans
rauage tout, les parties attendries
n'en ſont pas mieux ; au contraire elles ſe relaſchent, & ſe cor-
rompent entierement. A raiſon

dequoy, il faut rafraischir, & res-serrer les Esprits retenus, de peur qu'ils ne soient trop remuans.

APHORISME X.

POur rendre le Corps vi-goureux, il faut que la Chaleur de l'Esprit soit forte, & nullement aigre.

EXPLICATION.

CEt Aphorisme sert pareille-ment à esclaircir la difficulté precedente, & va plus auant en-core. Car elle monstre, qu'elle doit estre la Chaleur du Tempe-rament, pour faire qu'vn Corps viue long-temps : ce qui ne peut estre qu'vtile, soit que l'Esprit se trouue retenu, soit qu'il arriue

tout le contraire : car de quelque
façon qu'on le prenne, il faut que
la Chaleur des Efprits foit telle,
qu'elle fe change en parties, folides, pluftoft que de faire vn rauage des molles, eftant certain
qu'elle deffeiche les vnes, & attendrit les autres ; Ce qui contribuë auffi beaucoup à rendre la
Nourriture parfaicte. La raifon
eft, daurant que cette mefme
Chaleur efueille la faculté, appellée des Sçauans, *Affimilation,* & *Ou
difpofe par mefme moyen la qui cō-
uertit
Matiere à eftre changée. L'on en mefme fub-
doit prendre garde encore, que ftance.
la Chaleur dont nous parlons, ait
les proprietez fuiuantes. Premierement, qu'elle foit lente, & n'ef-
chauffe point tout d'vn coup. En
fecond lieu, qu'elle ne foit pas

G g iiij

trop grande , mais mediocre : Troifiefmement, qu'elle fe troue vnie, & reglée, non pas inefgale, c'eft à dire, tantoft plus petite , & tantoft plus grande; Et quatriefmement, que fi quelque chofe luy refifte , il fe roidiffe à l'encontre, fans fe ralentir, ny s'efteindre. Cette obferuation eft tres-fubtile , & ne doit aucunement eftre oubliée, à raifon de fon vtilité merueilleufe : mais nous y auons pourueu en quelque forte, dans les remedes propofez cy-deuant, pour donner à ces Efprits vne Chaleur vigoureufe, ou celle que nous appellons communement *Artifte* * : & non pas cette autre qu'on peut nommer *criminelle*, pour les grands degafts , & les rauages continuels

† Ou Artifane.

qu'elle faict au Corps.

APHORISME XI.

L'Espaississemēt des Esprits en sa Substance, est bon à prolonger la vie.

EXPLICATION.

CEt Aphorisme dépend du precedenr. Car l'Esprit espaissi a toutes les quatre Proprietez de la Chaleur, que i'ay rapportées; & les façons de l'espaississement, sont contenuës dans la premiere de nos dix Remarques.

APHORISME XII.

LEs Esprits en grande quantité, se hastent plus de sortir, & font plus de rauage,
que lors qu'ils sont en petit
nombre.

EXPLICATION.

IL n'y a rien d'obscur en cét A-
phorisme, puis que regulierement la quantité augmente la
Vertu. Cela se void dans la Flamme, qui tant plus elle est grande,
tant plus elle est forte à s'esuapo-
rer, & prompte à consumer ce
qu'elle rencontre. Voilà pourquoy l'excessiue abondance, ou
le regorgement des Esprits, nuit
tout à faict à la longueur de la
Vie; de sorte qu'on n'en doit sou-

haitter qu'autant qu'il en faut
pour ſes fonctions ordinaires, &
pour la reparation de ce qu'il y
a de perdu.

APHORISME XIII.

L'Eſprit ne ſe haſte point de
ſortir ; & faict auſſi bien
moins de rauage, quand il eſt
eſpars eſgalement, que lors
qu'il eſt placé inégalement.

EXPLICATION.

NOn ſeulement l'abondance
des Eſprits nuit en general
à la durée des choſes, mais elle
leur eſt encore dommageable,
n'eſtant pas bien reprimée ; d'où
vient que tant plus l'Eſprit eſt
tenu en bride, & reduit à s'inſi-

nuer par les moindres choses, tant
moins aussi produit-il d'effect.
Car la Dissipation commence
par la Partie où l'Esprit est plus
lasche. C'est pourquoy, pour viure long-temps, il est bon de res-
ueiller la Chaleur naturelle par
l'Exercice, & de se faire frotter
en suitte. Car le Mouuement, ou
l'Agitation, dissipe grandement
bien ce qui est nuisible de soy ; &
par vn subtil meslange qu'il fait
des choses, s'insinue en elles de
la maniere que nous venons de
dire.

APHORISME XIV.

LE *Mouuement inesgal, &*
desreglé des Esprits, se haste
plus de sortir, & faict plus

de rauage, que celuy qui est esgal, & reglé.

EXPLICATION.

CEt Aphorifme eſt infailli-ble en ce qui regarde les choſes inanimées, l'Ineſgalité eſtant la Mort de la Diſſolution. Mais elle ne l'eſt pas à la rigueur dans les Natures animées. Car l'on y regarde la Reparation, auſſi bien que la Conſomption. Or eſt-il que, comme la Reparation ſe fait par les Inclinations, & les diuers appetits de chaſque choſe ; l'Inclination de meſme, s'eſmeut par la Varieté. Mais la Regle eſt veritable, en ce que cette meſme Varieté eſt pluſtoſt vn change-ment, qu'vn meſlange ; & quel-

le se peut encore appeller constante dans son inconstance.

APHORISME XV.

L'Esprit est retenu par force dans un Corps, dont l'Assemblage est solide.

EXPLICATION.

Tous les Corps generalement abhorrent la Solution de Continuité ; mais c'est tousiours à proportion de leur espaisseur, ou de leur Masse solide. Car tant plus les Corps sont subtils, tant plus souffrent ils d'estre pressez, & resserrez dans de moindres espaces. Ce qui paroist manifestement, en ee que l'Eau entre naturellement, où la poussiere ne ſçauroit entrer; l'Air penetre, où l'Eau ne peut paſſer; & pareillement la Flamme & l'Eſprit s'ouurent vne entrée, où l'Air ne s'en peut donner aucune. Il y a pourtant des bornes en tout cecy. Car l'Eſprit n'a pas vne ſi grande inclination à ſortir, qu'il ſouffre qu'on le deſtache par trop, ou qu'on le reduiſe en vn trop petit eſpace. De là vient, que ſi l'Eſprit eſt enuironné d'vn Corps ſolide, ou gras, ou gluant, & qui par conſequent ne ſe deſtache qu'auecque peine, il ſe reſerre tout à faict, & ſe trouue comme empriſonné, ſans qu'il ſe ſoucie de ſortir. C'eſt pourquoy nous voyons par eſpreuue, qu'il faut vn long-temps pour faire bien euaporer les Eſprits, qui ſont dans les

Pierres, & dans les Metaux ; si ce n'est que ces Esprits soient esueillez à force de feu, & que l'on separe les parties solides auec des Eaux fortes, & corrosiues. Il en aduient de mesme des Gommes, horsmis qu'il faut bien moins de Chaleur à les Dissoudre. D'où il faut conclure, que les sucs d'vn Corps, quand il est Dur, la Peau resserrée, & les autres choses semblables, qui prouiennent des Alimens secs, de l'Exercice, & de la Froidure de l'Air, contribuent beaucoup à la longue Vie, seruant comme de Barrieres à l'Esprit, pour l'empescher de sortir.

APHO-

APHORISME XVI.

L'Esprit est aisement retenu dans les choses Oleagineuses, & grasses, bien qu'elles ne soient pas de Nature à s'attacher, & à tenir fort.

EXPLICATION.

SI l'Esprit n'est point aigry par l'Antipathie du Corps qui l'enuironne, ny retenu par sa trop grande Ressemblance auec luy, ny pressé, ou gesné par dehors, il ne se trauaille pas beaucoup pour sortir. Or tous ces effects ne se remarquent aucunement dans les choses Oleagineuses: Car elles ne sont, ny si contraires à l'Esprit que les dures, ny si approchantes

Hh

de sa Nature, que les *Aqueuses* ny pareillement de si bon accord auecque l'Air qui les enuironne.

APHORISME XVII.

LA prompte Dissipation de l'Humeur Aqueuse conser-ue plus long-temps en leur estre les Corps Oleagineux.

EXPLICATION.

I'Ay dict que les Substances A-queuses s'en-volent plus promptement, que les Oleagineuses; pource que celles-là sont plus semblables à l'Air, & celles-cy plus contraires. Mais comme ces deux sortes d'humidité sont presque dans tous les Corps, il arriue que l'Aqueuse semble trahir l'O-

leagineuſe ; Car s'euaporant peu
à peu dehors, elle l'emporte auec
ſoy ; de ſorte qu'il n'y a rien qui
conſerue ſi bien le Corps , comme vne douce ſeichereſſe, pource
que faiſant ſortir l'Humeur A-
queuſe, ſans irriter l'Oleagineuſe,
elle eſt cauſe que cette derniere
eſt en pleine iouyſſance de ſa Nature. Ce qui n'importe pas ſeulement à empeſcher la Pourriture,
comme il aduient en effect, mais
encore à conſeruer les choſes en
leur vigueur. De là vient auſſi,
que l'Exercice moderé, & les Frictions legeres, qui ouurent pluſtoſt les Pores, qu'elles ne prouoc-
quent la Sueur, ſeruent grandement à prolonger la vie.

APHORISME XVIII.

L'*Air repoussé n'est pas de peu d'importance à faire viure long-temps.*

EXPLICATION.

I'Ay dict, cy-deuant, que l'Euaporation de l'Esprit est vne double Action, qui prouient de l'inclination du mesme Esprit, & de l'Air. C'est pourquoy, ce n'est pas aduancer peu, que de retrancher l'vne des deux; ce que l'on peut faire principalement par le moyen des Onctions : Mais non pas si bien, que diuers inconueniens ne s'en ensuiuent; Ausquels on peut obuier par la seconde des dix Obseruations que nous auons cy-deuant rapportées.

APHORISME XIX.

LEs Espritsieunes, insinuez, & transmis dãs vn vieux Corps, le peuuent changer en peu de temps.

EXPLICATION.

LA Nature des Esprits est com-me vne premiere Roüe, qui remuë toutes les autres dans le Corps humain; & partant, il faut prendre garde à elle, si l'on veut viure long-temps; outre qu'il y a des inuentions pour alterer les Esprits, plus propres les vnes que les autres. Où il est à remarquer, qu'il y a deux obseruations à fai-re sur eux. L'vne, qui est lente, & qui semble agir par vne maniere de Circulation, se fait par les Alimens ; & l'autre, double de mesme, & prompte au possible, va droit aux Esprits, par le moyé des Vapeurs, ou des Complexions diuerses.

APHORISME XX.

LEs Sucs du Corps, vn peu Durs, & Onctueux, aydent à prolonger la vie.

EXPLICATION.

LA Raison de cecy est euidente de soy, & ie l'ay desia remarquée en cét endroit, où i'ay posé pour Maximes, Que les Choses Dures, Oleagineuses, & Destrempées, ne se dissipent qu'auecque peine. Il y a pourtant cet

te Differéce, que i'ay faite encore
sur la dixiesme Operation, que le
Sucqui est Dur, ne se dissipe pas
si tost, & qu'il ne se repare point
aussi facilement. D'où il s'ensuit,
qu'y ayant en tous les deux, & de
l'aduantage, & du desaduantage,
l'on ne sçauroit fonder rien d'important là dessus. Mais quant au
Suc onctueux, & humecté, il sert
à l'vn, & à l'autre ; voylà pourquoy il en faut faire plus d'estat,
& s'y arrester aussi plus particulierement.

APHORISME XXI.

*Tout ce qui penetre par sa
subtilité, & qui n'est point
corrosif par son acrimonie,
produit vn Suc plus doux, &
plus humecté.*

EXPLICATION.

IL est plus facile d'entendre cét Aphorisme, que de le reduire en pratique. Car il est certain, que les choses acres, & mordicantes, qui ont vne pointe, comme les Aguillons ; & les Dents bien affilées, laissent tousiours quelque trace de Seicheresse, & de Diuulsion en tous les lieux par où elles passent ; pour endurcir les Sucs, & destacher les Parties ; comme aucontraire, celles qui penetrent par la subtilité seule, & comme à la desrobée, humectent en coulant, & arrousant, sans aucune violence : Dequoy nous auons parlé assez au long, dans la quatriesme, & septiesme de nos Operations.

APHORISME XXII.

L'Aſſimilation ſe fait par-
faitement bien, ſans aucun
Mouuement local.

EXPLICATION.

CEt Aphoriſme n'a point de
ſoin d'autre Explication, que
de celle que nous en auons don-
née dans nos Remarques, ſur la
huictieſme Operation.

APHORISME XXIII.

SI l'on ſe pouuoit nourrir
par le dehors, ou par ailleurs que par l'Eſtomach, cela
prolongeroit de beaucoup la
vie.

EXPLICATION.

L'Experience nous monstre, que toutes les Fonctions de la Nourriture, se produisent par de longs destours; & qu'au contraire, elles agissent par la connexion, & l'embrassement des choses semblables, comme il arriue dás les Infusiós, qui sont faites en peu de temps. Ce qui me faict croire, qu'il seroit tres-vtile de se nourrir par dehors, & ce d'autant plus que la Faculté Digestiue se perd dans la Vieillesse; Tellement que si l'on pouuoit prendre nourriture par des Bains, par des Onctions, & par des lauemens; toutes ces choses ioinctes ensemble, auroient vn effect beaucoup plus grand, qu'elles n'ont estant pri-

ses separement, comme elles sont
d'ordinaire.

APHORISME XXIV.

*QVand la Digestion est
foible, pour mettre la
Nourriture dehors; il faut,
pour l'attirer, appliquer des
Remedes externes.*

EXPLICATION.

CEt Aphorisme differe tout à
faict du precedent. Car attirer au dedans l'Aliment qui est
dehors, est autre chose, que de
lattirer dehors, s'il est dedans.
Tous deux neantmoins s'accor-
dent en ce qu'ils suppleent à la
foiblesse de la Digestion, par vne
autre voye.

APHORISME XXV.

Tout prompt Renoüuel-
lement du Corps, se fait,
ou par les Esprits, ou par les
Ramollissemens, & les Ma-
lacisations.

EXPLICATION.

IL y a deux choses dans le
Corps, à sçauoir, l'Esprit, &
les Parties. L'on paruient à l'vn
& à l'autre par le long destour de
la Nourriture. Mais les plus longs
chemins pour faire des Esprits, ce
sont les Vapeurs, & les Passions
*Ra- diuerses; Et pour les Parties, les
mol- Malacisations*, où il faut bien
lisse-
més. prendre garde, que nous ne mes-
lions pas la Nourriture qui se fait

par dehors, auec le Ramolliſſement, l'intention duquel n'eſt pas
de nourrir les Parties, mais bien
de les rendre plus capables d'eſtre
nourries.

APHORISME XXVI.

*LE Ramolliſſement ſe faict
par des choſes de meſme
Subſtance, qui impriment &
bouchent enſemble.*

EXPLICATION.

LA raiſon de cecy eſt euidente:
Car il n'y a que les choſes de
meſme Subſtance qui ramolliſ-
ſent, tout ainſi celles qui attirent, agiſſent auſſi; & celles qui
bouchent, reſtreignent pareillement; outre qu'elles repriment

la Transpiration, qui est vn mouuement opposé à la *Malacisation.*
Cela estant , comme ie l'ay remarqué dans la neufiesme Obseruation , le Ramollissement ne
se faict pas tout d'vn coup , mais
par degrez , & de suitte. Premierement , chassant la liqueur par
des choses qui espaississent , pource qu'vne Infusion exterieure , &
espaisse , ne cimente pas bien le
Corps; ioinct qu'il faut que ce qui
entre soit subtil , & comme vne
maniere de Vapeur. Seconde-
ment , en attendrissant par la
Ressemblance des choses de mesme Nature ; Car les Corps s'ouurent à la rencontre de ceux qui
ont auec eux quelque sorte d'affinité. Troisiesmement , celles qui
agissent seruent de vehicule , à

aire entrer les choses consubstan-
tielles, tandis que le meslange des
Astringentes, empesche tant soit
peu la Transpiration. En quatriesme lieu, vous auez cette grande Astriction, & closture, qui se
fait auec l'Emplastre requis ; Et
en suitte l'Onction, iusques à ce
que la Partie ramollie deuienne
ferme, & solide, comme i'ay dit
en son lieu.

APHORISME XXVII.

REnoueller souuent les
Parties Reparables, est le
vray moyen d'Humecter, &
de Restablir celles qui sont
moins capables d'estre repa-
rées.

EXPLICATION.

NOus auons dit à l'entrée de
cette Histoire, que le grand
Chemin de la Mort est, quand
les choses qui ont besoin de Separation se desfont dans la compagnie de celles, qui en ont moins
de besoin. Tellement qu'il faut
s'estudier tout à faict à se Restablissement, quand la Necessité le
requiert. C'est pourquoy, de ce
mesme Aduertissement que donne Aristote dans son Liure des
Plantes, que le Renouuellement
des Branches, semble aussi renouueller le Tronc; i'en ay tiré cette
consequence; Que le semblable
peut aduenir, de reparer souuent
la Chair & le Sang dans le Corps
humain, afin que les Os, les Car-
tillages,

tisages, & les autres Parties, qu'on restablit difficilement, le puissent estre en quelque façon, partie par le libre passage du bonSuc, partie par ce r'habillement de Chair, & de Sang noüueau.

APHORISME XXVIII.

LE Rafraichissement qui ne passe point par l'Estomac, sert à viure long-temps.

EXPLICATION.

EN voicy la Raison, qui est telle, ce me semble, qu'on ne la peut mettre en doute. Car cóme vn grand Raffraischissement (sur tout en matiere de Sang) est necessairement requis à prolon-

ger la vie, cela ne se peut faire
par le dedans, comme il faut, sans
ruiner l'Estomach , & les Entrailles.

APHORISME XXIX.

C Ét Assemblage de Destruction, & de Reparation
(dont l'vn & l'autre sont des
effets de la chaleur) est vn grãd
Obstacle à la longue Vie.

EXPLICATION.

I L n'y a presque point de grand
Ouurage, qui ne soit ruiné par
l'Assemblage , ou, s'il faut ainsi
dire, par la *Complication* de Natures differentes. La raison est,
dautant que ce qui ayde d'vn costé, nuit de l'autre ; & voylà pour-

quoy il y faut apporter vne grãdo
precaution. C'est ce que i'ay fait
iusques icy, autant que le téps, &
le lieu me l'ont permis, en sepa-
rant les Chaleurs fauorables à la
Nature, de celles qui luy sont nuisibles, & pareillement ces autres
qui peuuent produire ces deux
effects ensemble.

APHORISME XXX.

LA Guerison des Mala-
dies demande, diuers Re-
medes, selon la Saison; mais
il ne faut point s'attendre à
viure long-temps, que par le
moyen du bon Regime, & des
Diettes.

EXPLICATION.

CE qui arriue par Accident,
cesse sans doute, quand la

cauſe en eſt oſtée. Mais il eſt du Cours de la Nature, comme de celuy de la Riuiere, où pour aller à contre-mont, on a beſoin de Vent, & de Rames. Par où ie veux dire, qu'au courant des Maladies, il faut oppoſer les Dietes; Il y en a de deux ſortes, dont les vnes ſont reglées, qu'on fait en quelques ſaiſons de l'Année; & les autres Ordinaires, pource qu'elles ſont côme tournées en couſtume. Ie n'en trouue point de plus vtiles, que celles dont on vſe de temps en temps, qui conſiſtent en vne ſuitte de Remedes, que l'on prend, comme i'ay dit, en leur Saiſon. Car quant à ces autres, qui ont tant de force, qu'ils peuuent quelquefois bouleuerſer le temperement du Corps; ils ſont

trop actifs, & plus hazardeux incomparablement que ceux qu'on
s'est rendu familiers, & que l'on
peut prendre aussi, sans rien
craindre: A raison dequoy trois
sortes de Dietes seulement vous
sont proposées dans nos Remedes. La premiere se fait par les
Opiates; La seconde, pour Ramollir; Et la troisiesme, pour
Amaigrir, & Renouueller. Mais
parmy les Regles que i'ay prescri-
tes pour la Diette ordinaire, voicy
ce qu'il y a de plus puissant, & qui
va du pair auecque l'effet des autres Diettes. C'est le Nitre, & ce
qui tient de luy; C'est le Reglement des Passions; c'est la qualité
des emplois où l'on s'adonne; Ce
sont les Rafraichissemens, qui ne
passent point par l'Estomach; Les

Breuuages qui arrousent les Parties ; le Meslange du Sang, auec des Matieres plus solides, comme les Perles, & les Bois; Les Onctiós propres à reprimer l'Air, & retenir les Esprits ; Les Choses qui eschauffent au dehors, durant *l'Aßimilation*, qui se fait apres le Sommeil; L'Abstinence de celles qui bruslent les Esprits, par vne trop grande acrimonie, commé le Vin, & les Espices ; Et l'vsage moderé de celles qui les fortifient par leur Chaleur, comme le Saffran, le Nasturce, l'Ail, l'*Enula*, & les Opiates composées.

APHORISME XXXI.

L'*Esprit Vital meurt, quãd il manque de mouuement, de Rafraichißement, ou de Nourriture.*

EXPLICATION.

CEla veut dire que ces trois Choses venant à defaillir, sont ce que nous auons appellé cy-deuant *les Approches de la Mort,* & les propres Symptomes des Esprits. Car tous les Organes des principales Parties, seruent ensemble à ces trois Fonctions ; Et de plus, toute destruction des Organes, qui est mortelle, en vient là, qu'elle ruïne les trois Fonctiós, ou quelqu'vne d'elles ; De maniere que tous les autres acheminemens à la Mort, aboutissent à ceux-cy ; Et quant à la Structure des Parties, elle se peut dire l'Organe de l'Esprit, cóme celuy-cy l'est de l'Ame raisonnable, qui n'a point de Corps, & qui est aussi Diuine.   Ii iiij

APHORISME XXXII.

LA Flamme est vne Sub-
stance de peu de durée;
l'Air en est vne Fixe; Et les
Esprits Vitaux de l'Animal
sont d'vne Nature meslée.

EXPLICATION.

CEste Matiere est plus releuée,
plus subtile, & plus longue à
expliquer que ne requiert la Recherche qu'il en faudroit faire icy;
Cependant, il faut sçauoir que
comme la Flamme se produit, &
s'esteint tout d'vn coup, aussi est-
ce successiuement qu'elle s'entretient. Mais quant à l'Air, c'est vn
Corps Fixe, qui ne se dissipe aucunement. Car bien qu'vn Air

en engendre vn autre, d'vne Humidité qui est *Aqueuse*, le vieux
demeure pourtant; & c'est d'où
procede cette surcharge d'Air,
dont i'ay parlé au Tiltre *des
Vents*. Mais l'Esprit tient, de
l'vn & de l'autre, c'est à dire de la
Flamme, & de l'Air, aussi-bien
que l'Huyle, qui est d'vne Nature
de Flamme: & que l'Air, qui participe à celle de l'Eau, joint qu'ils
font tous deux, son aliment : car
l'Esprit n'est pas seulement nourry de choses simplement Oleagineuses, ou Aqueuses, mais de
tous les deux; Et quoy que l'Air
ne s'accommode pas bien auecque la Flamme, ny l'Huyle auec
l'Eau; neantmoins ils ne s'accor-
dent pas mal, quand ils sont
meslez. L'Esprit tire encore de

l'Air, ſes plus delicates, & plus ſub-
tiles Operations: Et de la Flamme
ſes principaux Mouuemens; D'a-
uantage, la Durée de l'Eſprit eſt
vne choſe compoſée, qui n'eſt
ny ſi paſſagere que la Flamme, ny
ſi Fixe que l'Air; Et voila pourquoy elle ne ſuit non plus la Nature de la Flamme, qui s'eſteint
par Accident, c'eſt à dire, par ſes
conttaires qui l'enuironnent; ce
que l'Eſprit ne ſouffre pas. Que ſi
vous voulez ſçauoir comment il
eſt reparé, c'eſt par le Sang vigoureux des Arteres les plus deſliées,
qui s'inſinuent dans le Cerueau.
Mais cette Reparation ſe fait d'v-
ne façon qui luy eſt particuliere,
dont il n'eſt pas beſoin de parler
icy.]

F I N.

ADVERTISSEMENT.

Encore que ce ne soit pas ma couſtume, de mettre à la fin de mes liures, vne liſte des fautes d'impreſſion, qui s'y peuuent eſtre paſſées; Neantmoins, pource que mon indiſpoſition m'ayant empeſché de lire celuy-cy, a eſté cauſe qu'il s'y en eſt gliſſé quelques vnes aſſez remarquables, i'ay bien voulu vous en aduertir, & vous prier de les corriger ainſi.

Page 10. *permanent*, liſez *permanente;* *long-vemps*, l. *long-temps.* p. 97. *le Brochet eſt vn* &c. l. *qui eſt vn.* p. 107. *veau chaune*, l. *vieux chaune.* p. 130. *Anaſte*, l. *Anaſtaſe.* p. 143. *que neantmoins*, l. *ſans que neantmoins.* p. 194. *ſanté*, l. *la ſanté.* p. 213. *vn tel*, l. *en vn tel.* p. 218. *Chaudes*, l. *Chauds.* p. 222. *Quand*, l. *Quant.* p. 238. *Bourroche*, l. *Bourrache.* p. 264. *l'eſclat*, l. *l'eſtat.* p. 267. *les lieux*, l. *les lieux.* p. 270. *connuèe*, l. *continuée.* p. 303. *Neterſifs*, l. *Deterſifs.*

p. 305. *Hebes*, l. *Herbes*. p. 306. *soit logée*, l. *soient logées*. p. 312. *Sanlaux*, l. *Sandaux*. p. 351. *par le long*, l. *le long*. p. 352. *m'attenuë*, l. *n'attenuë*. p. 405. *transparations*, l. *transpirations*. p. 406. *Catharriques*, l. *Cathartiques*. p. 411. *ne demeure*, l. *en demeure*. p. 427. *nanition*, l. *inanition*, p. 466 *cela vient clore*, l. *cela veut dire*. p. 491. *point de soin*, l. *point besoin*. p. 495. *ainsi celles*, l. *ainsi que celles* p. 498. *se*, l. *ce*.

Si vous y trouuez, comme ie n'en doute pas, quelques autres fautes, qui viennent, ou de l'Imprimeur, ou de moy, vous m'obligerez d'y suppléer, & de les excuser par mesme moyen.